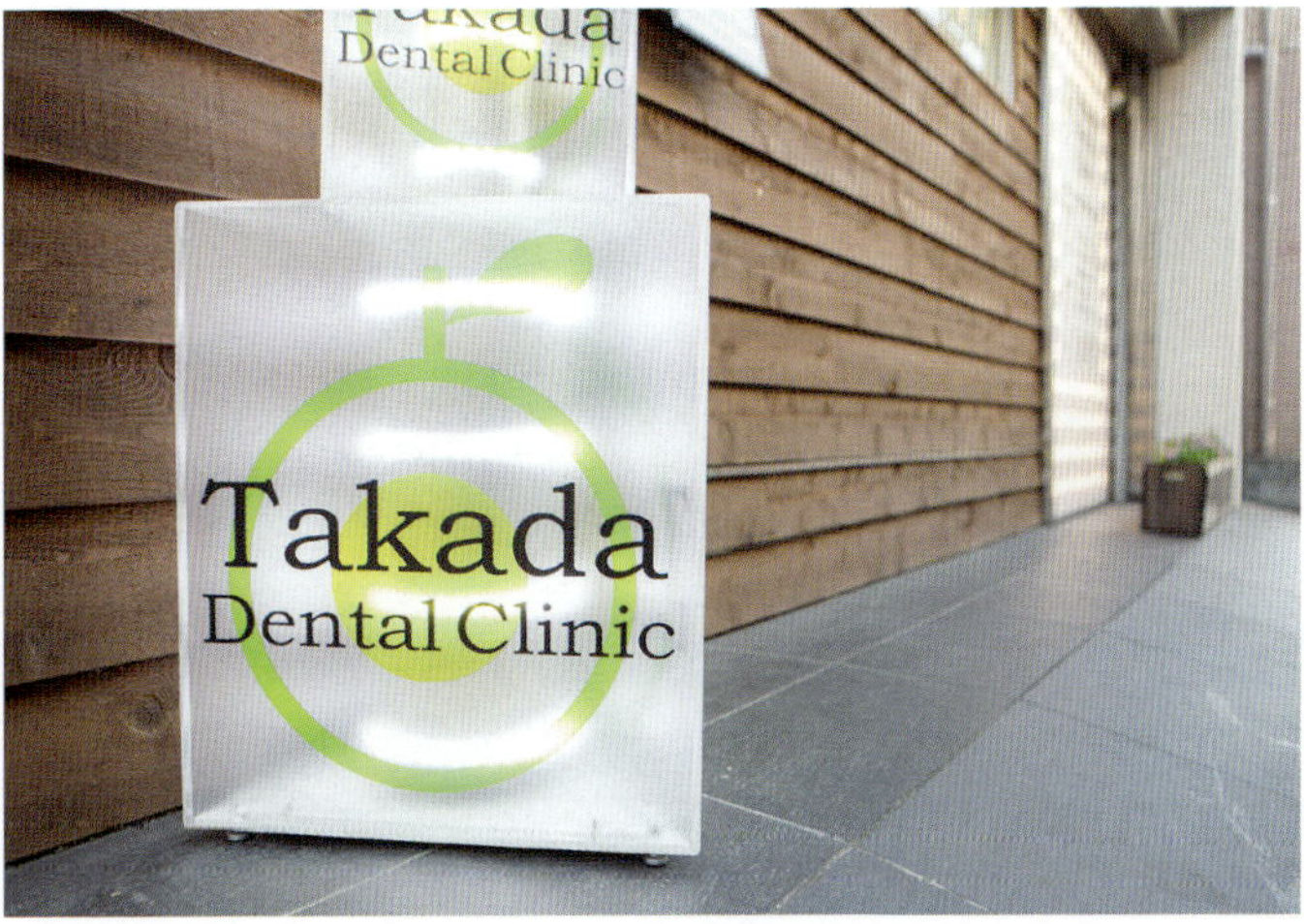

東京荻窪　高田歯科クリニック

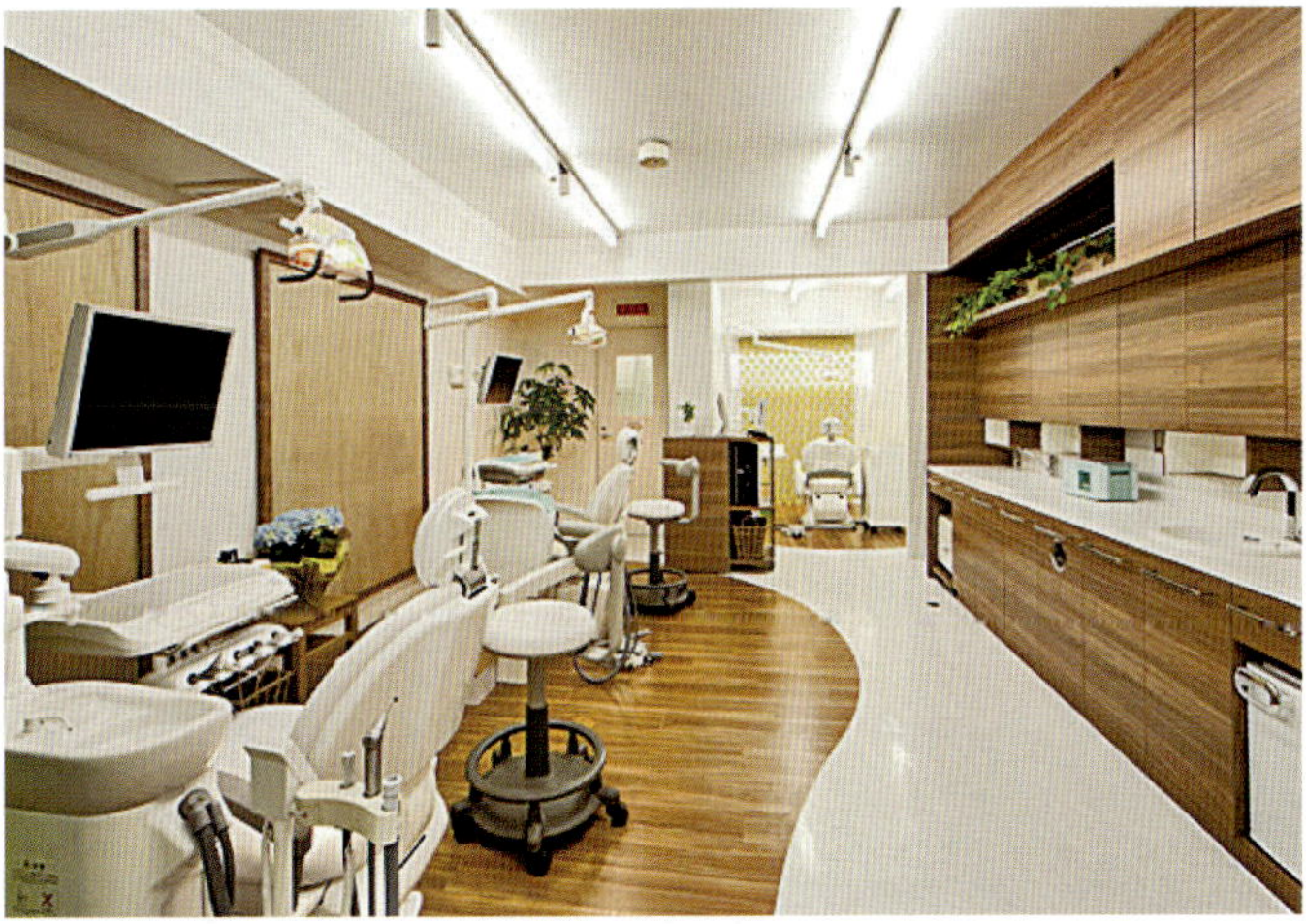
明るく清潔な診察室

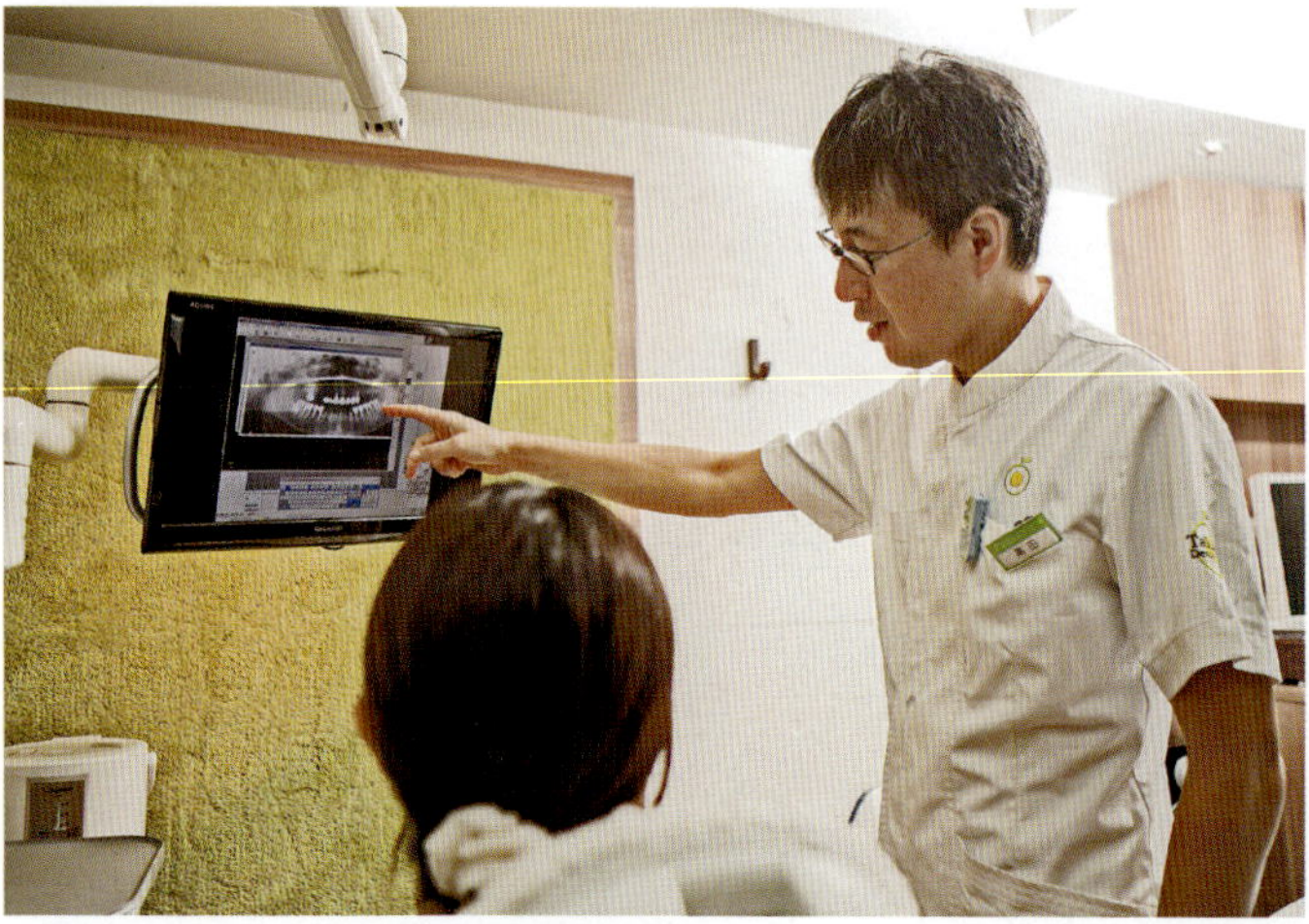

丁寧に説明します

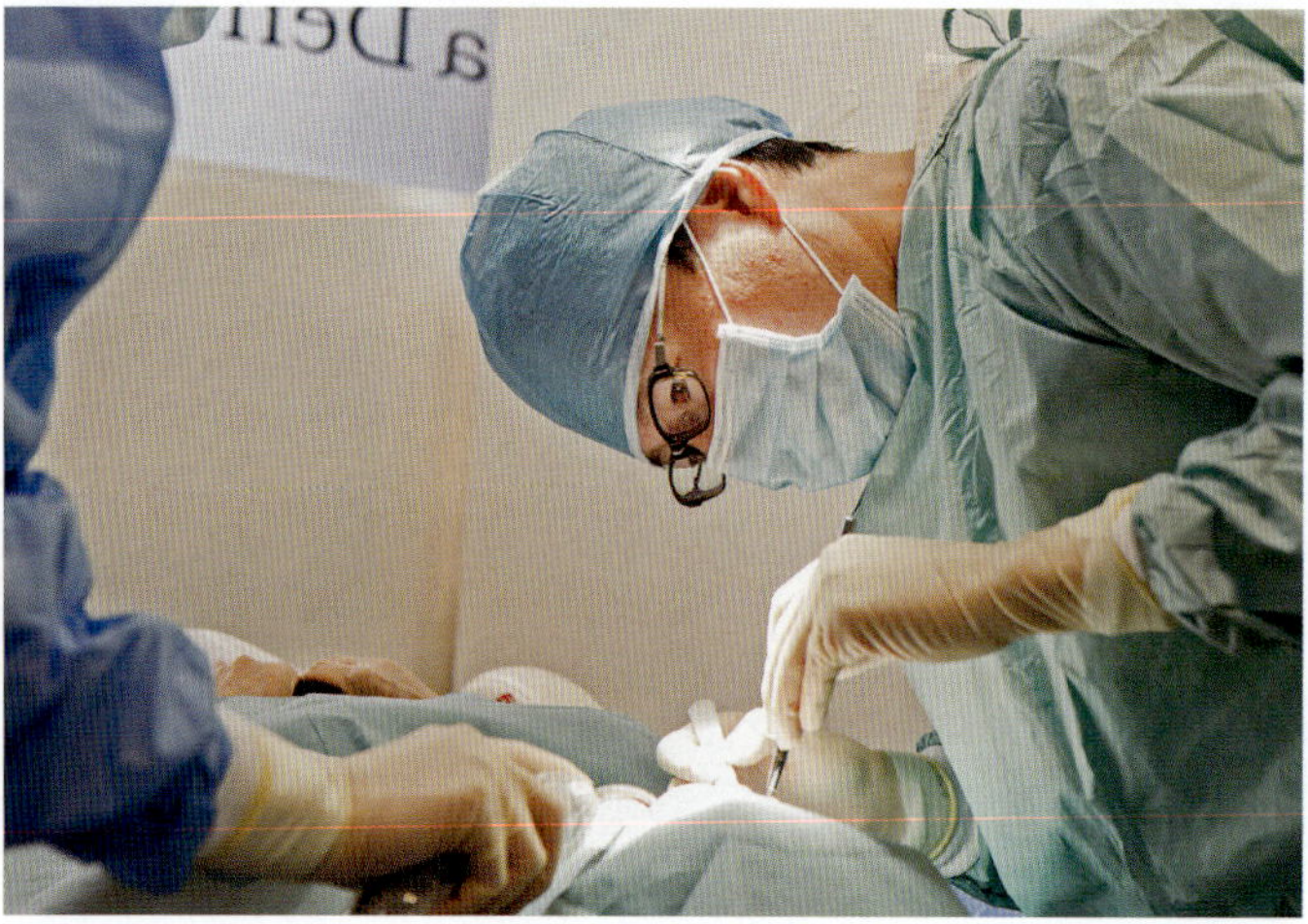

豊富な経験と技術

インプラントで
食事を喜びに

医療法人社団 タカダ会
高田歯科クリニック院長
高田 徹

MP ミヤオビパブリッシング

まえがき

こんにちは、東京荻窪で「高田歯科クリニック」を開業しております、歯科医の高田徹と申します。日々インプラント治療と向き合っています。

突然ですが、今この本を手に取ってくださったあなた、食事はきちんととれていますか。

しっかり噛んで、美味しく、楽しく、食事を楽しんでいらっしゃるでしょうか。

食事はただエネルギーを得るだけの手段ではありませんよね。食を楽しむという人生の喜びにつながる大事なひと時です。一日三食、親しい方々やお世話をされる方、家族や親せきと囲む食卓は、大切なコミュニケーションの場でもあります。

しかし、この大切な食事が、歯の欠落や欠損、不具合などでうまく噛めない、堅いものが食べられない、また以前施術した箇所の不具合などでうまくいかなくなっている方がたくさんいらっしゃいます。もちろん消化器系に与える影響や、高血圧・糖尿病への影響、噛み合わせの不具合による体への影響も指摘されるところです。

今まで当たり前にできていたことができなくなる。年を重ねていけば当たり前とも受け取れる様々な事象の中でも「食べられない」「食事が楽しめない」というのはとても切ないことではないでしょうか。

もしあなたがそんなお悩みを抱えていらっしゃったなら、この本がお役に立つかもしれません。いや、しっかり読んでいただき、一歩踏み出す勇気をもってご相談いただけたなら、必ずお役に立てる、そう考えております。

なぜなら今日私たちには、インプラント（人工歯根）という大変素晴らしい治療法があるからです。インプラントも普及期に入り、聞いたことがないという人はいないメジャーな治療となりつつあります。治療前の方、治療中の方でも、人生の喜びの一つである食べることを楽しむため、その素晴らしさを患者さんの体験談をもとに説明しております。

「食事を楽しめる」あなたを取り戻し、人生を謳歌していただきたい。そう願って何年も前から考えていた本です。難しいことはありませんので、ぜひ気軽に読んでいただき、楽しい人生の一助としていただければ幸いです。

平成三十一年二月十日

医療法人社団 タカダ会
高田歯科クリニック院長 高田 徹

目次

第二章 インプラントで美味しい毎日を 37

第三章 そもそもインプラントとは 55

第四章　古いインプラントをよみがえらせる経験と知識　81

第一章
インプラントにしてよかった

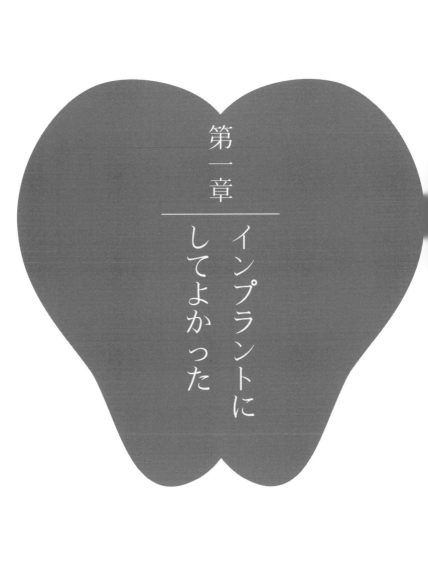

八十六歳男性の歯の不具合を一気に解消

現在インプラント治療は、その名前を知らない人はいない状態にまで普及してきました。その一方でまだまだインプラントに不安で踏み切れない方や、実際に治療を受けた方ですらまだその実態を知らないのが現状です。この本では実例を挙げながら、様々な角度からインプラントを見られるようにしたいと思います。

最近はご高齢でも本当に元気な方が増えているのを日々実感していますが、まずご紹介するのは八十六歳・男性の患者、石橋さんです。

「入れ歯がすぐ落ちるので何とかしてほしい。銀歯も外れるし、だんだん歯が減ってきているので戻してほしい」

とのことでした。

歯科には何度も通っていたのに、解決せずお困りの様子でした。

入れ歯は十年ほど前に自費で三十万ほどかけて作ったそうで、当初具合はよかったのですが、齢をとるとともにガタがきはじめ、入れ歯安定剤もいろいろと試してみたもののうまくいかないとのこと。

診察をすると、入れ歯の支えとなっている二本の銀歯も根までダメになっており、糠に釘の状態です。これではしっかり噛めるはずがありません。支えがしっかりしていないため、入れ歯が落ちるのも当然でしょう。

入れ歯の落下と銀歯の不具合を同時に解決できる方法について、同じような症例の治療例などをはじめ、丁寧に詳しく説明すると、「ぜひそれでお願いします」ということになりました。

その方法が、インプラント（人工歯根）です。

年齢も考慮し、四本のインプラントで上顎の歯全体をつくる治療計画を立てました。説明だけではお忘れになることも多いので、大きな文字でしっかり計画表を書いてお渡しし、二日後には手術となりました。自宅でしっかりと確認していただくことも大切です。

手術は、治療中も食事などに支障なく過ごすための仮歯用の小さいインプラント二本（これは本歯をつけるときに外す）も含めて六本の埋入でしたが、八十六歳という年齢で、体へのご負担も考え、全部を三〇分弱で終了するように努め実行いたしました。

無事手術を終え、麻酔から覚めたあとの第一声。

「先生、下の歯はいつやってくれるのですか」

患者さんのご負担が少なかったことに安堵するとともに、しっかりご説明をし、信頼関係を作ることができたという喜びを感じた瞬間でした。

その後も定期検診で来院されるたびに、

「入れ歯の時は、すぐに落ちる、歯茎が痛いなど大変でしたが、今はバリバリ噛めるようになりました。インプラントは本当にいいですね」

と喜んでいただいております。

このように八十代半ばの方も、問題なくインプラントをしていただけるように

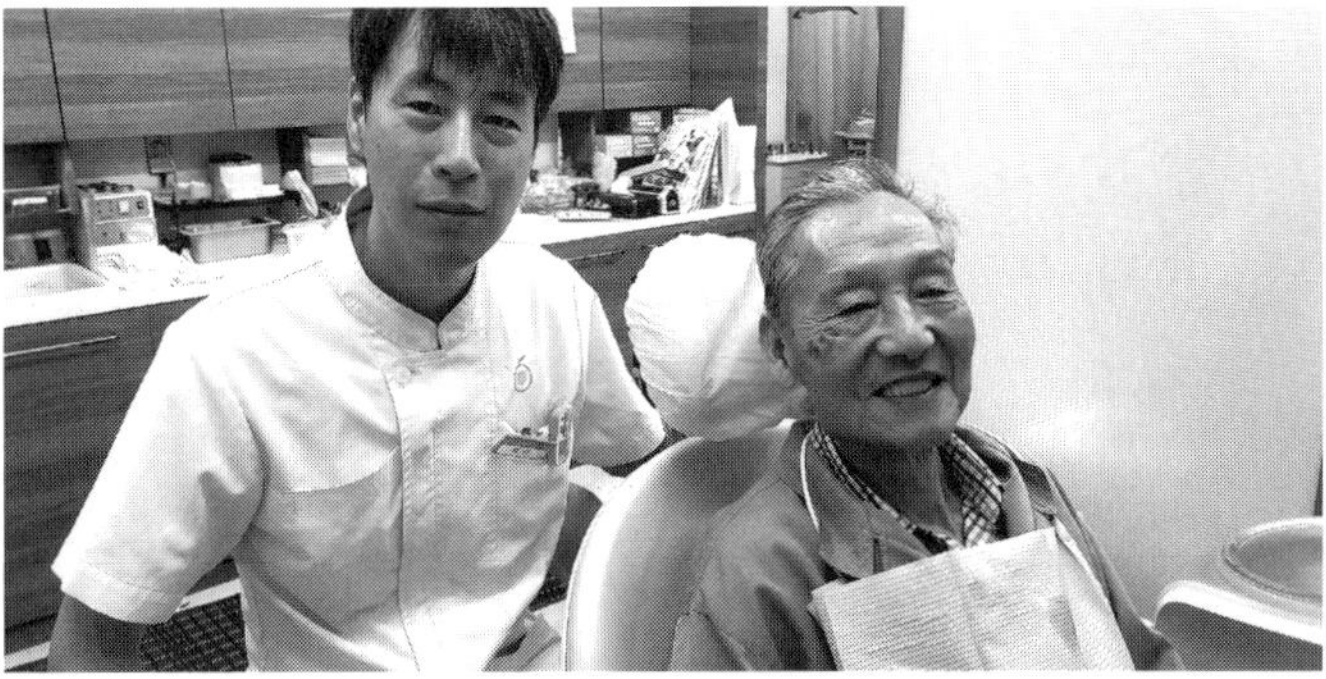

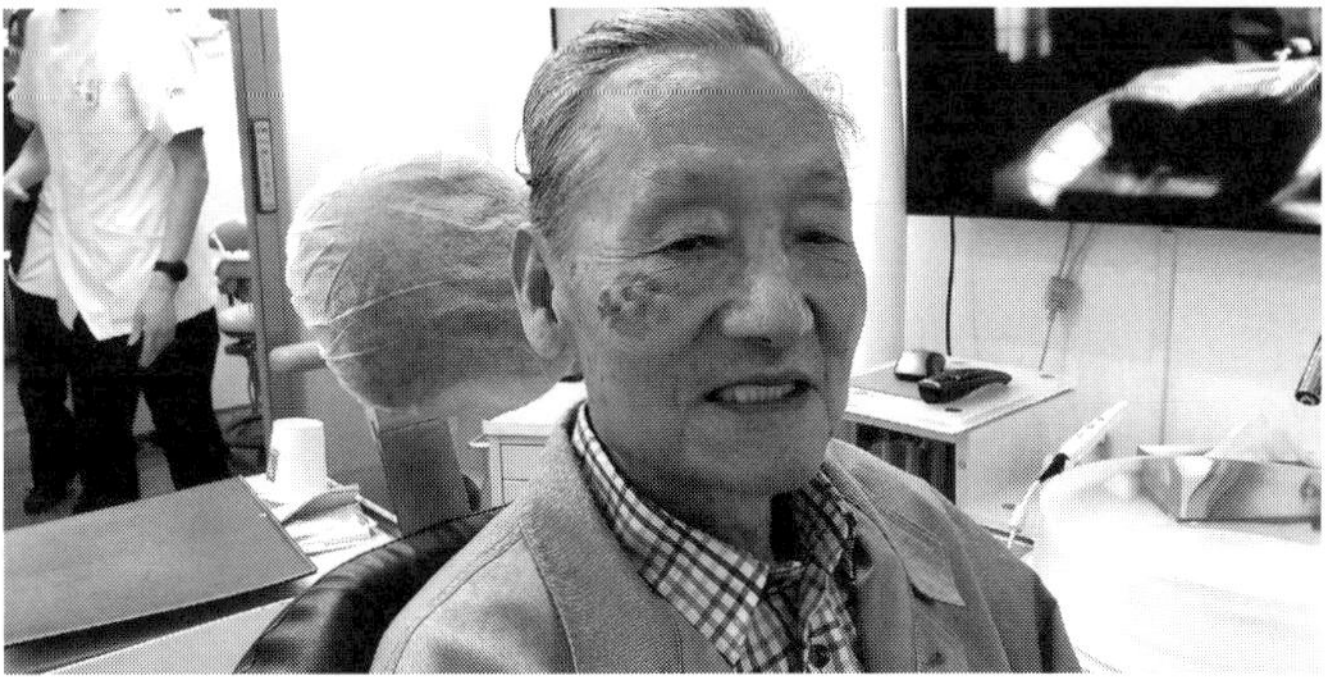

メンテナンスにいらっしゃった石橋さん

なっています。もちろん、施術する医師の経験、技術も大切ですが、丁寧な説明によって信頼関係を作ることが、まずは最も大切なことだと改めて感じられた例でした。

その後下顎のインプラントも行い、現在上下でしっかりと食事ができています。

七十四歳でインプラントに「毎日快調そのものです」

次は、七十四歳でインプラント治療をお受けになられた男性のお話をご紹介しましょう。

――インプラントにされたきっかけは？

「入れ歯の調子が悪い時に、たまたまきれいな歯科医院を見つけて来たのですが、入れ歯よりも使い勝手の良いインプラントという新しい治療法があるというので詳しく聞くと、保証もしっかりしていたため治療してもらいました」

――実際に治療を受けてみていかがでしたか？

「本当にびっくりしました。インプラントをまったく知らないこともあって先生に任せっきりでしたが、不自由な思いをすることもなく、使い勝手は前の歯と同じ感じです。異物感はまったくなく、歯を気にせずなんでも食べられます。毎晩取り外す必要がないのもいいですね。ステーキや硬い煎餅も食べられますし、歯にくっつくお餅も大丈夫です。食事が美味しくて……、快調そのものです」

そう笑顔でお話しいただいた杉並区在住の秋山さんは現在七十八歳。

――秋山さんの元気の源はしっかり噛めてよい食事ができるようになったことですね。

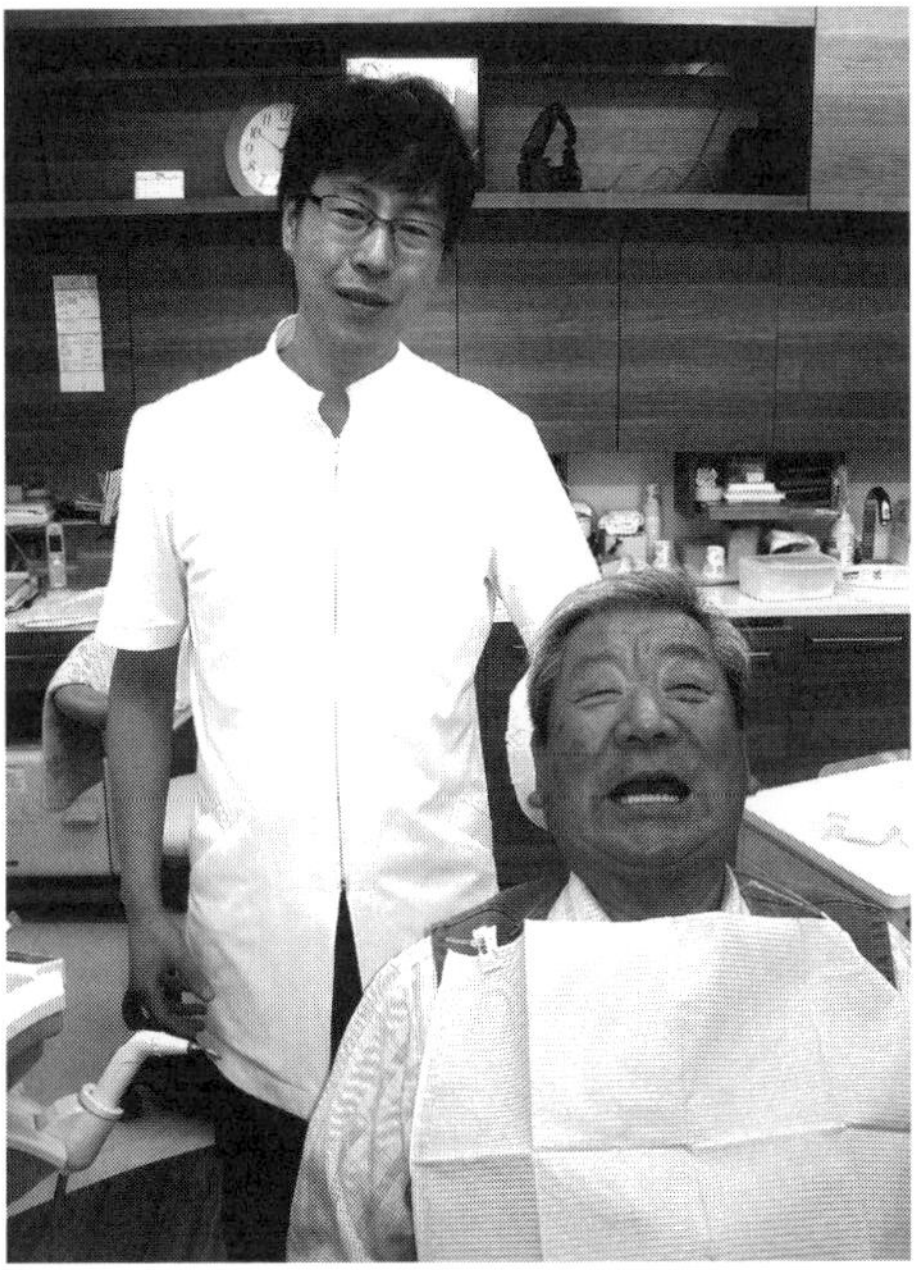

笑顔の秋山さん

「本当にそうですね。定期的に検査に来てくださいというので来ていますが、どこも痛いわけでもないので受付で何といおうかと……。こんなにいいものなら、みんなに勧めたいですね」

まったくインプラントを知らなかったという秋山さ

んですが、私たちの説明を熱心に聞いてくださり、安心してお任せいただいたことでこのような笑顔になっていただけました。

インプラント治療ではCTの3D画像を解析し、最適な歯の位置や方向・形をシミュレーションした上で埋入・装着するので咬合調整も一回で済みます。

インプラントは予後のメンテナンスが大切です。ここをおろそかにせず一生の付き合いをしていくことが、歯科医として大切なことだと認識しております。

フルマラソン挑戦後にインプラントの治療

インプラントは世界標準の治療で、欧米では一般的なものです。

カナダから名古屋の大学院に留学し現在は東京で英語教師をしている男性が、前歯が腫れてきて痛くて噛めないのでインプラントにして欲しいとお見えになったときのお話です。

診療すると前歯はボロボロで抜くしかなかったのですが、一本だけでしたので、日本では今までならブリッジを選択される方が多かった症状です。しかし、カナダから来た英語の先生は最初からインプラント希望でした。

ＣＴで見ると幸い骨は厚みも長さも充分で治療には何の問題もありません。そこで、その日に抜歯しての治療も可能ですとお話ししたのですが、

「もうすぐ埼玉でマラソン大会があるので、治療は大会が終わってからにして欲しい」

とのこと。初日は検査と診断のみで、約二ヶ月で終える治療計画をお伝えし、大会終了後に施術することにしました。

彼は私と同年代で四十過ぎですが、フルマラソンをやっておられて、今回参加したマラソン大会も六時間で完走したそうです。

インプラント治療を受けられる方に共通して言えることですが、すべてにおいて活動的なのが特徴です。私もスキーやロードバイクが趣味のため話がはずみ、意気投合しました。ご両親もインプラントを入れているとのことで、今でもお元気にされているのを身近で見ておられたので、抜歯のあとはインプラントしか考えられなかったそうです。それでインプラントの上手いドクターで、なおかつ話の通じる先生を探していたということ。

「これからの歯の治療は全部任せるから、よろしくお願いします」

と言っていただけました。

今回は、骨への定着を待つ約二ヶ月の間に他の虫歯の治療もすべて行いました。

インプラントは治療後生涯にわたる定期的なメンテナンスが欠かせませんので、

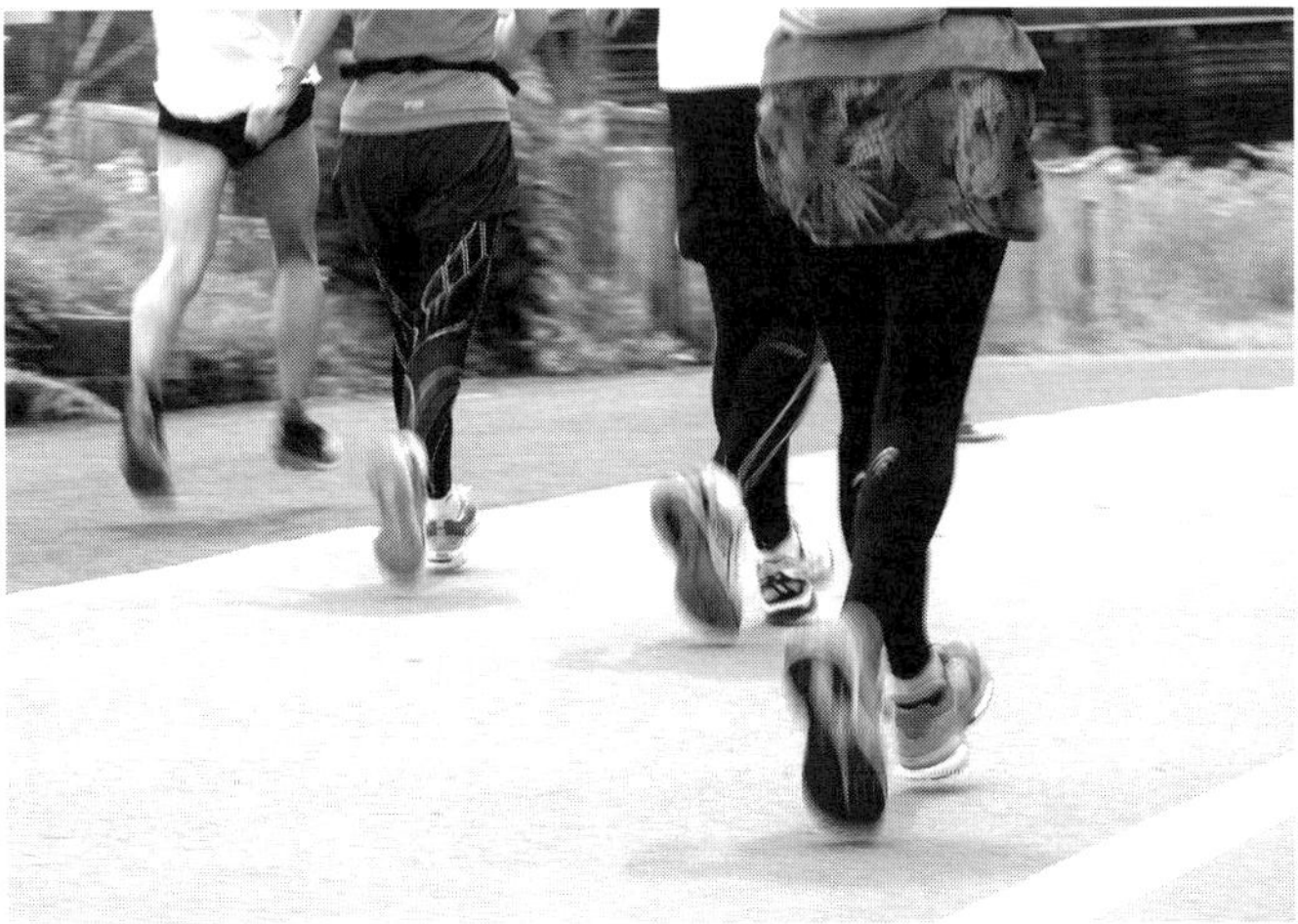

マラソン大会のあとで!!

担当医師との相性は重要です。

年齢と関係なく、ご高齢の方でも行動力のある方がインプラントを希望されます。

予後は総じて皆さん活動的になられます。食事や会話が以前のように自由に楽しめることも好影響を与えているのでしょうが、何より考え方が積極的になることが大きいようです。

スキューバダイビングとステッキ

二〇一〇年に友人の紹介で来院されました七十歳のご婦人。なんとスキューバダイビングを楽しんでおられるとのこと。そのバイタリティに驚きましたが、入れ歯ではマウスピースがきちんと噛めないとのことでインプラントを希望されておりました。

奥歯がグラグラするということで先に奥歯の治療から始め、その後前歯を行いました。特に問題なく治療を終え、丸七年が経過しました。

その間、定期検診でも順調でしたが、最近になってめまいがするようになり、歩く時のバランスも悪くなってきてよく転倒するようになったとのこと。内科で診てもらい、骨粗しょう症ではないものの、予防のためにプラリア（骨粗しょう症治療薬）を六ヶ月に一回使用しているとのことでした。

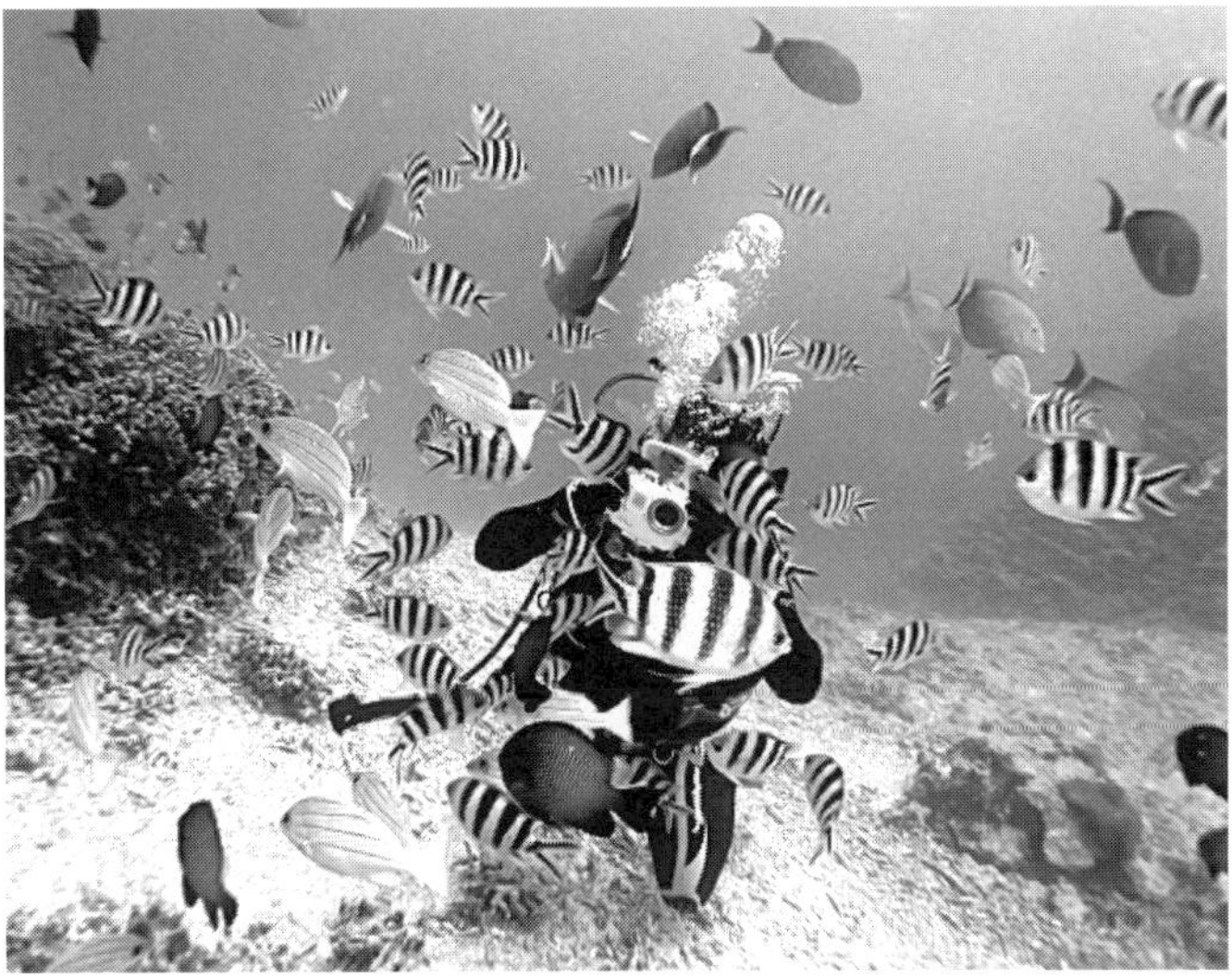

スキューバダイビング

奥歯が最近動揺してきたとのことだったので、新たにインプラントを埋入することも考えましたが、患者様に選択肢のいくつかを詳しくご説明した結果、上部構造を延長するという方法になりました。

最近はステッキを常用されていましたが、そのステッキもL字型だと手のひらが痛いそうで、傘の柄のような形のつえを探しているとのこと。

当医院からステッキ屋さんをご紹介させていただき、写真のようなステッキを入手されたとうれしそうにご報告をいただきました。

インプラント治療は治療後のお付き合いが長くなります。何でも気軽に話し合えるような医師でありたいと常に考えております。

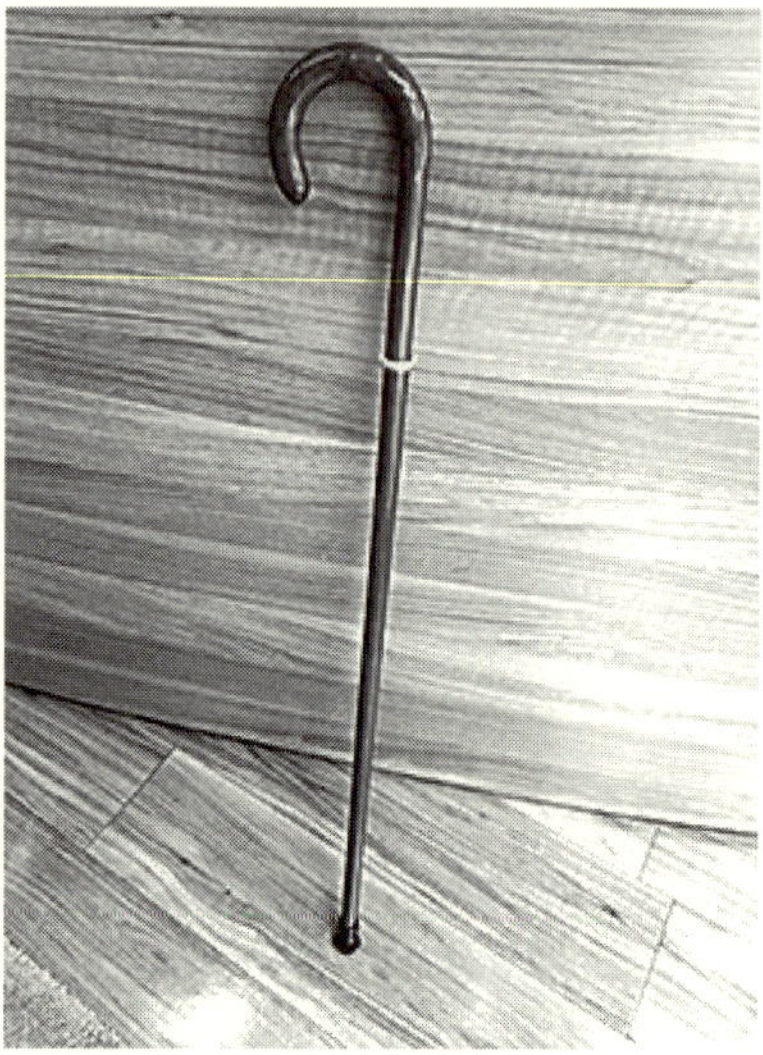

新しいステッキ

スウェーデンからの手紙

ある日、北欧を旅行中のご婦人から感謝の手紙をいただきました。一部紹介させていただきます。

「あちこちで作った入れ歯がなかなか合わず、長年悩まされた私でしたが、先生のおかげで趣味の旅行も再開でき、今友達とスウェーデンに来ています。有名なバイキング料理も、お肉でもお魚でも何でも美味しくいただけますし、おしゃべりの最中も思いっきり笑えるようになりました。以前は食事中に入れ歯が外れたりしていましたが、今は気にせずに済むようになりました。去年の今頃は歯の調子が悪いため、外出もおっくうで、海外旅行なんて考えられませんでした。これも先生の適切なアドバイスとインプラント治療のおかげだと、旅先からですが感謝の気持ちを早く伝えたくてペンをとった次第です。――マルメーにて」（調布市のＫＹさん・六十五歳女性）

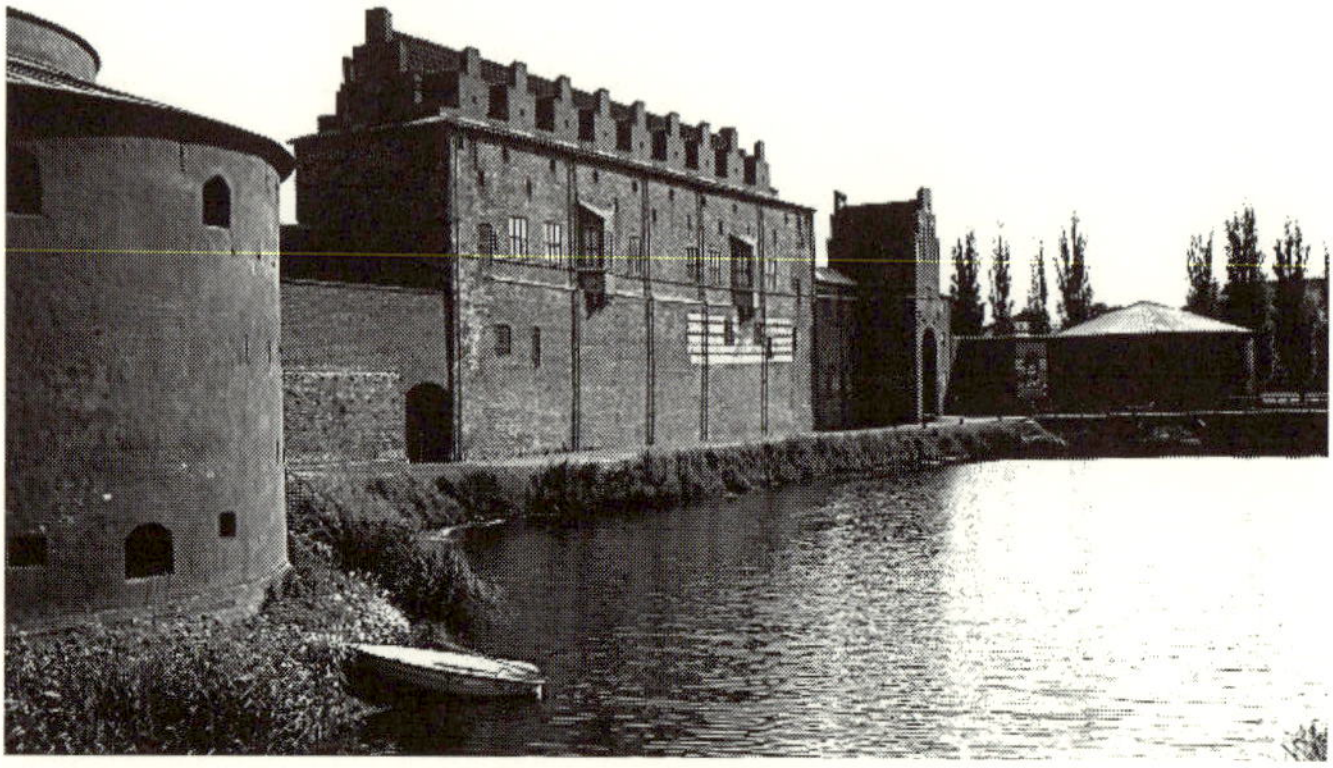

スウェーデンのマルメー城

忙しい最中にこのようなお手紙をいただくと、ますますがんばろうという気持ちになります。またインプラント発祥の地、スウェーデンからのお手紙というところも、何かしらの恩寵のようで、大変ありがたく感じたのでした。

ＫＹさんのお話は、インプラント治療をし、今まであきらめていた趣味や活動を再開され、その後の生活がアクティブになった好例でしょう。この仕事をしていてよかったとつくづく思います。

一人でも多くの方がこの治療を知っていただき、毎日を元気に過ごしていただければと願っております。

インプラントはこんな方にお勧め

インプラント（人工歯根）という治療法があるのはおわかりいただけたと思います。ではどんな方に向いた治療法なのでしょうか。例を挙げて見ていきたいと思います。

＊　＊　＊　＊　＊

○ブリッジで両隣の健康な歯を削ることに抵抗のある方

インプラント治療なら、他の歯を傷つけません。ブリッジ治療をする場合、ブリッジの土台にするために虫歯がなくても隣在する歯を削る必要があります。場合によっては、削るだけでなく神経を抜かなくてはならなくなります。神経を抜いた歯は健康な歯よりもろいので、ブリッジを長く使っているうちに歯根が割れてしまうことがあります。インプラント治療なら、隣の歯を傷つけることなく欠損した歯だけを治療することができます。

○一番奥の歯を失い、ブリッジができない方

インプラント治療なら奥の歯を失っていても大丈夫です。ブリッジは、両隣に支えとなる歯がないと治療ができません。一番奥の歯を失った場合は部分入れ歯かインプラントのどちらかになります。たった一本の欠損に「入れ歯」を使うということに抵抗を感じる方にはインプラントがお勧めです。

○入れ歯を取り外して清掃することにわずらわしさを感じる方

インプラント治療なら外して清掃する必要はありません。入れ歯は食事のたびにお口から取って清掃しなくてはなりません。家族の前ですら、入れ歯を外しているところを見られたくないという方は多くいらっしゃいます。清掃が不十分だと歯周病（歯槽膿漏）の原因となります。

○入れ歯のバネが気になる方

インプラント治療は、とても自然な見え方です。入れ歯ですと会話や食事など、お口をあけた時にバネが見えてしまうことがあります。

○入れ歯が合わず何度も作り直している方

インプラント治療ですとお食事も安心です。入れ歯は歯肉を圧迫するので、歯肉がどんどんやせていきます。歯肉がやせると入れ歯との間に隙間ができ、密着しにくくなりお食事中などに外れることがあります。

○嘔吐反射の強い方

インプラント治療は、本当の自分の歯のような感覚です。入れ歯はお口の大部分を覆うので、嘔吐反射が強い方は長時間の装着が困難なことがあります。

○固い物が噛めず食事を楽しめない方

インプラント治療は、食事が楽しくなります。入れ歯は天然歯の1／3以下の咀嚼圧になります。総入れ歯の場合は特に硬いものを噛むときに痛みを覚えます。また、歯肉全体を入れ歯の装置が覆うので、食べ物の触感や温度がわかりにくくなり食事の楽しみが半減してしまいます。

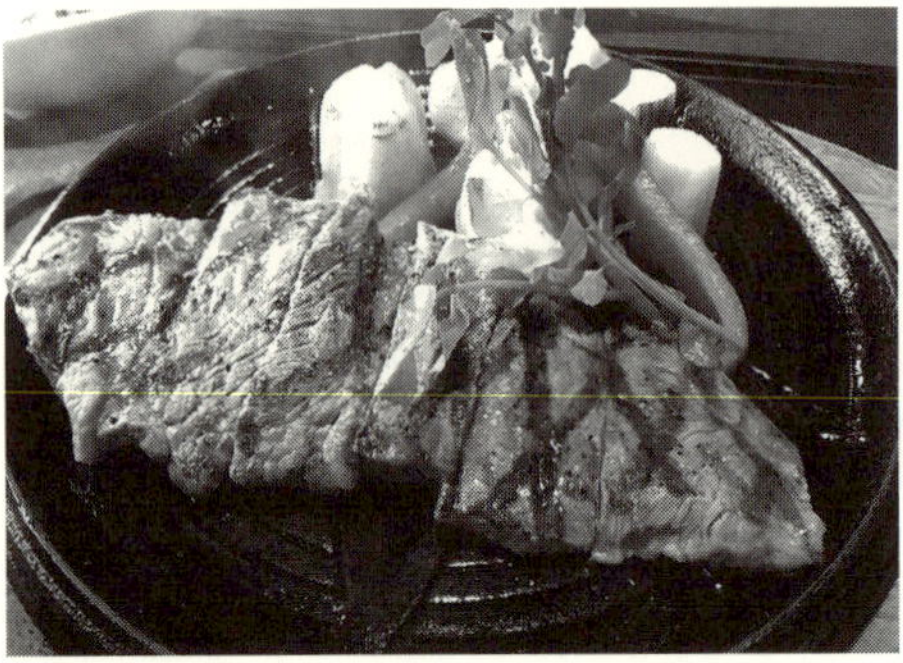
ステーキも食べられるように

○入れ歯でしゃべりにくい方

こんな方は、特にインプラント治療がお勧めです。入れ歯を使い始めてすぐは、発音のしづらさを感じます。人前で話す機会の多い方や入れ歯が合わずに話しにくい方はインプラントにすることでスムーズな発音ができ、発音やしゃべりづらさを気にすることなく会話ができるようになります。

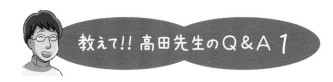

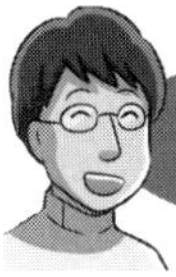

教えて!! 高田先生のQ&A 1

Q インプラントは、どの歯科医院でもできるのでしょうか？

A 基本的に、「インプラントの看板を掲げている歯科医院であればインプラントができます。
ただし、しっかりした技術を持って安心して任せられる歯科医と、インプラントの基礎知識も不十分な歯科医がいることは心得てください。

Q 総入れ歯でもできるのでしょうか？

A 歯が1本なくても、歯がまったくなくても、インプラントはできます。総入れ歯の場合に1本ずつ植える必要はありません。人間は上下で14本ずつの歯をもっていますが、上アゴであれば6〜8本あれば十分耐えられます。最近では4本のインプラントで行う方法も出ています。
あなたの希望や費用を述べ、歯科医とよく相談されることをお勧めします。

Q 治療期間はどれぐらいかかるのでしょうか?

A 長持ちするインプラントのためには、植えたインプラントが顎骨としっかり結合することが条件で、そのためにある程度の期間が必要です。

また、顎骨の状況、歯周病かどうかといったお口の中の環境、治療前の処置、かぶせ物の作成時間、安定期間などによって、治療期間には個人的な差が出ます。植立から治療終了まで、大幅な骨造成をしなければおよそ2〜3ヶ月です。

例えば、当院で使うストローマンインプラントは表面性状がSLAの場合1ヶ月半、SLAactiveであれば3週間で結合します。

つまり、完成まで1ヶ月半から2ヶ月となります。

骨が薄い場合や感染が多い場合など時間がかかる場合もありますので、一度ご相談ください。

Q 費用はどれくらいかかるのでしょうか?

A インプラントは保険適用外で保険が利きません。そのため自由診療扱いになり、費用は歯科医によって異なることになります。

参考までに、当院の場合は普通のインプラント（骨や歯肉をつくらない）は、かぶせ物まで含め1本30万円と40万円です。この費用は、歯が1本抜けて自由診療でブリッジにしたときや、白い歯にした場合と同じ程度です。この他、骨や歯肉をつくる場合は、その費用分がプラスされます。

費用に関しては、治療に入る前に、自分の希望する治療と費用を歯科医とよく相談し、検討することをお勧めします。

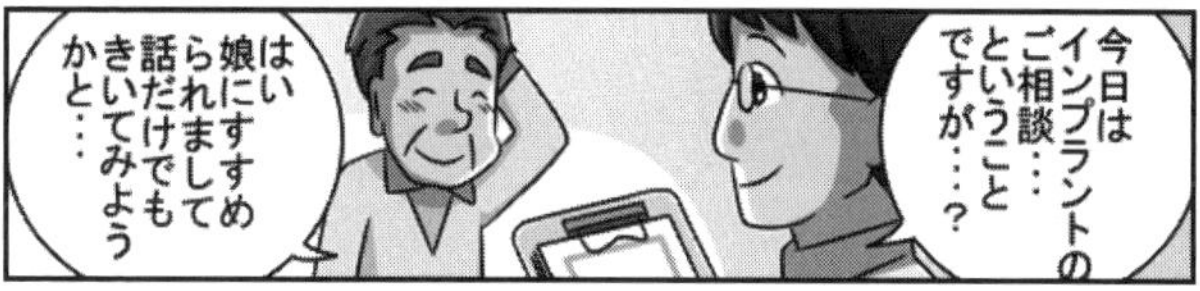
今日はインプラントのご相談…ということですが…？
はい 娘にすすめられまして話だけでもきいてみようかと…

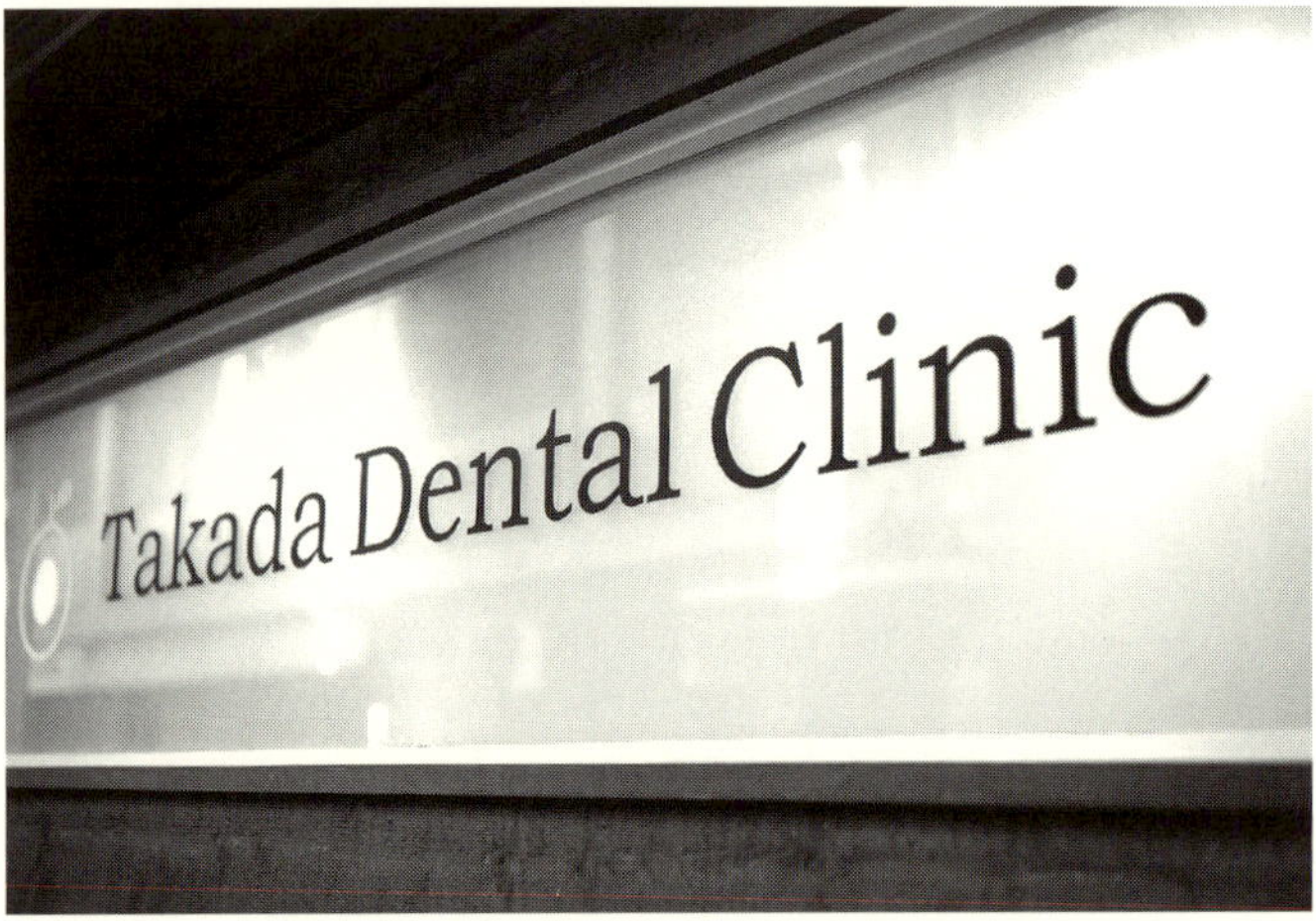
Takada Dental Clinic

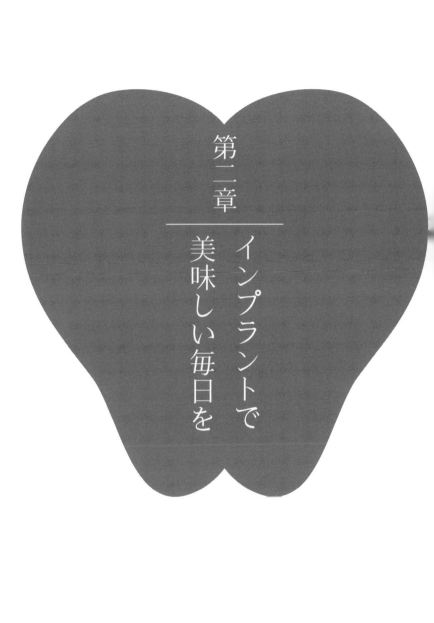

第二章

インプラントで美味しい毎日を

八十二歳のご婦人のインプラント

食事（噛むこと）で苦労されている方全員にインプラントの素晴らしさをお伝えしたいと考えておりますが、特に強調したいのは、八十歳を超えられて、今さら歯の治療なんてとお考えの方へのインプラント治療です。

先日お見えの八十二歳のご婦人は上下の入れ歯が食事のときすぐに外れて、とても不便な思いをしておられました。入れ歯を作り直そうと言われたようですが、ご主人が当院の患者様で、インプラントの良さはすでに体験済み。すごく良いという話をお聞きになり、「親切で丁寧な先生だから、任せても大丈夫だよ」ということで来院されたそうです。

年齢のことを気にされていましたが、八十五歳を超えられた方へのインプラント治療も何度も行っています。

今日では素材も技術も格段に進歩しており、年齢に関係なく治療できます。検査とご相談の上で、上下の入れ歯だったところに各二本のインプラントを入れることになりましたが、手術は歯科麻酔専門医の管理の下、静脈内麻酔でウトウトしている間に一時間ほどですべて終了しました。手術当日から仮歯をセットして簡単な食事も可能ですし、一ヶ月半ほどで骨に定着しますので、正式の歯を入れて終了です。

「手術の時も知らないうちに終わりましたし、今では煎餅や肉なども問題なく食べられます。食事が以前のように楽しくなりました」

と本当に何度も感謝されました。

ただ二十歳の方と八十歳の方では治療にかけられる時間は当然違います。比較的に時間の取りやすいご高齢の方には短期の治療計画をご提案して、早く楽しい食事時間を取り戻していただきたいと思っております。

超高齢化社会の日本、健康寿命も延び続けています。百歳も珍しくない今日、八十歳を過ぎたからといって歯を治療しないままでいることは、健康維持をあきらめることと同じです。八十歳、九十歳を過ぎても元気で活躍されている人は大勢います。

インプラントと食事

口腔内では、口に入れた物を砕いて表面積を広くし、アミラーゼと混ぜて消化しやすくします。歯がグラグラした状態や入れ歯にしていると、どうしても咀嚼効率が悪くなり、噛まずに飲み込むことになります。

このため、咀嚼能力の低下は他の内蔵にも大きく負担をかけてしまいます。食事は人生の楽しみの一つなので、高齢化を迎えた今、インプラントは必要とされている治療法です。

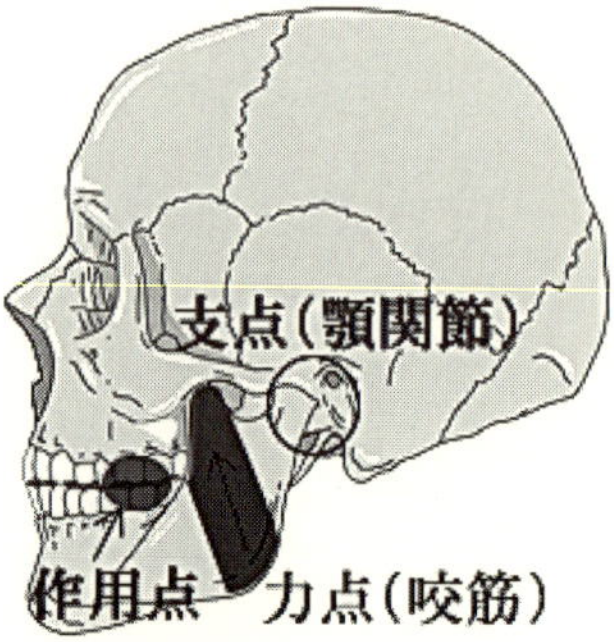

咀嚼のメカニズム

私の趣味は、スキーや自転車などで、共通していることは体幹を使って股関節に重心をのせることです。これによって、大きい筋肉から効率よくエネルギーを伝えることができます。

これと同じことが口腔内でもあります。人の咀嚼は三級のテコの原理と同じで、顎関節を支点としたとき、第一大臼歯は作用点として最も力が効率よく伝わります。この大黒柱とも言える歯を先に治療することで顎の筋力を発達させ、健康的な生活を取り戻すことができます。

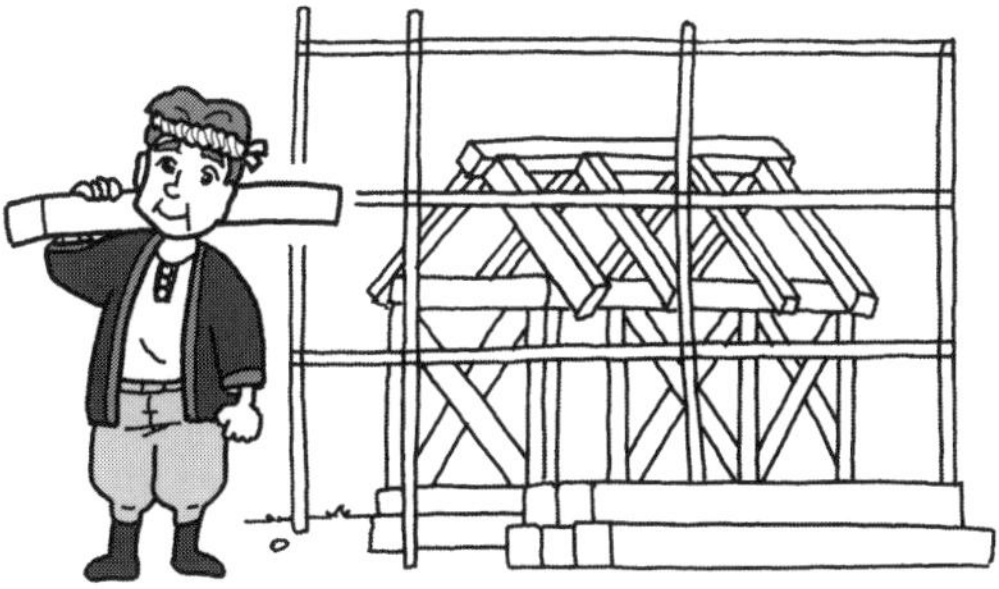

よく、見た目を良くしてほしいので前歯から治療してほしいという患者さんがいらっしゃいます。前歯からはじめる場合もありますが、症例によっては顎位（顎の位置）をしっかり決めてから前歯を作った方が全体のバランスがよくなります。

家を建てる時、基礎の柱を先に建てることに似ています。

奥歯のインプラントは成功率も高く、入れた直後から明らかに噛めるようになります。インプラントが完成する時に、実際その場でお煎餅を食べていただくことがあるのですが、噛めるという能力に感動していただいています。

「やっと好きなものが食べられるようになりました」

と涙ながらに喜ばれる方もたくさんいらっしゃいます。

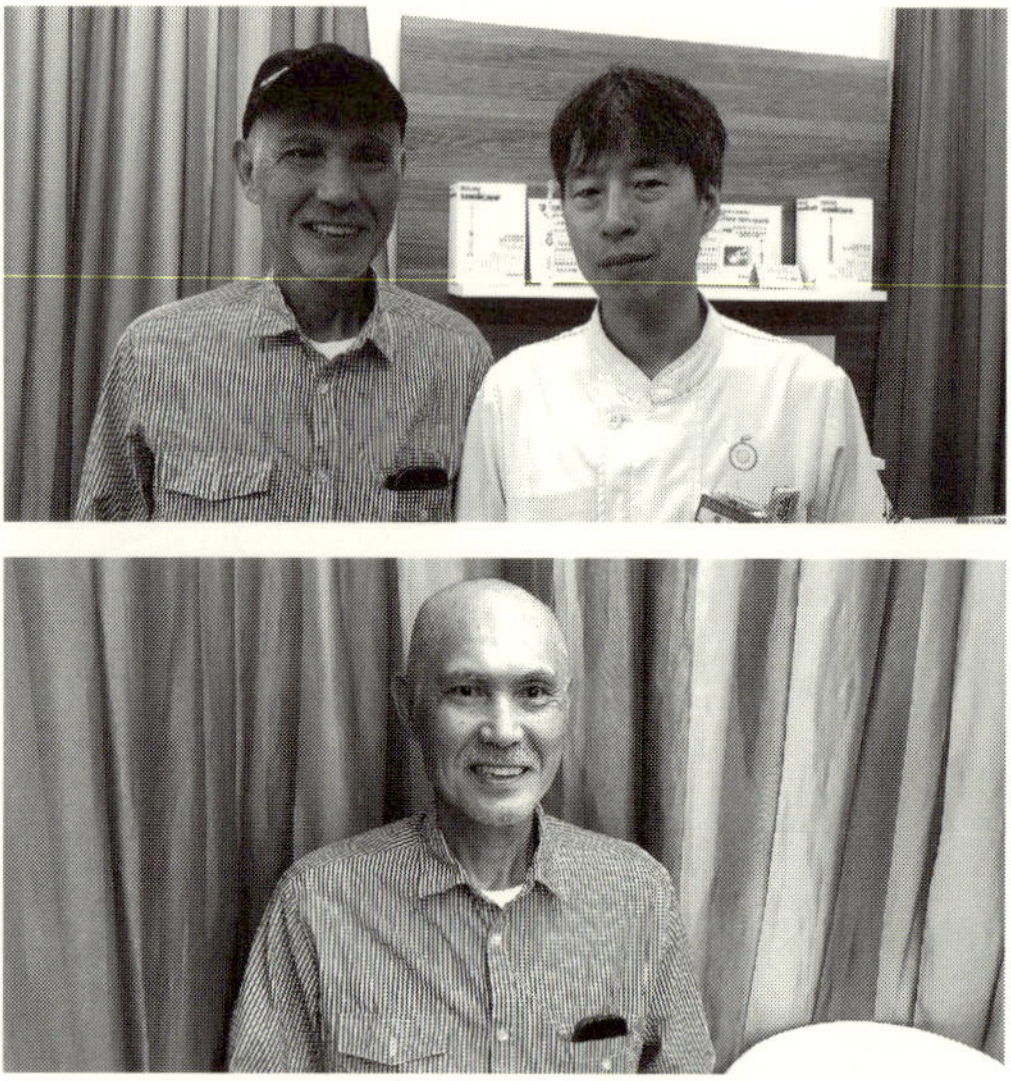

定期検診にいらした遠藤さん

その中の一人、定期検診にいらっしゃった遠藤さん。

「出来上がりは想像以上で煎餅をポリポリ音を立てて食べられる喜びは何にも代えられません。インプラントで大正解でした」

と言っていただきました。それだけ大きな価値を生み出せる、人生を豊かにする治療なのです。

沖縄旅行

次は趣味のお城巡りのために歯を治した方のお話です。

お城巡りが好きなEさん（七十二歳男性）。日本百名城のスタンプラリーへの挑戦を定年後の楽しみにしている患者様がいらっしゃいました。百名城は全国各地にあるため、旅行の際、地方の趣向を凝らした郷土料理を食べるのが何よりの楽しみだったそうですが、歯の調子が悪く思うように食事が楽しめなくなったとのことで、ご相談に見えられました。

七十二歳でしたがとてもお元気で、

「まずは何でも食べられるようにしたいのでインプラントを」

とのことでした。まずはCTで確認すると、歯茎の骨も丈夫で厚みも充分でしたので、両側に二本のインプラントを補充することで噛み合わせを調整しました。

当院では長年インプラント治療を承っていますが、最近はご高齢の方でも入れ歯ではなくインプラントを選ばれることが多くなりました。大きな理由は今まで食べられなかった硬いものもしっかり噛めるようになることです。歯茎の上にのせるだけの入れ歯と比べると、本物の歯に近い噛み心地なので、食事の楽しさが戻ってきます。

今回の治療は完了までに六週間かかりましたが、手術当日から仮歯をセットし、軽い食事も可能でしたので、治療中も近隣のお城のスタンプを集めていたそうです。

先日、無事治療を終え、やっと念願の首里城へ行って来られたとのこと。沖縄名物のとろけるようなラフテーや歯ごたえのあるミミガーなど、やはり本場の味は格別だったそうです。

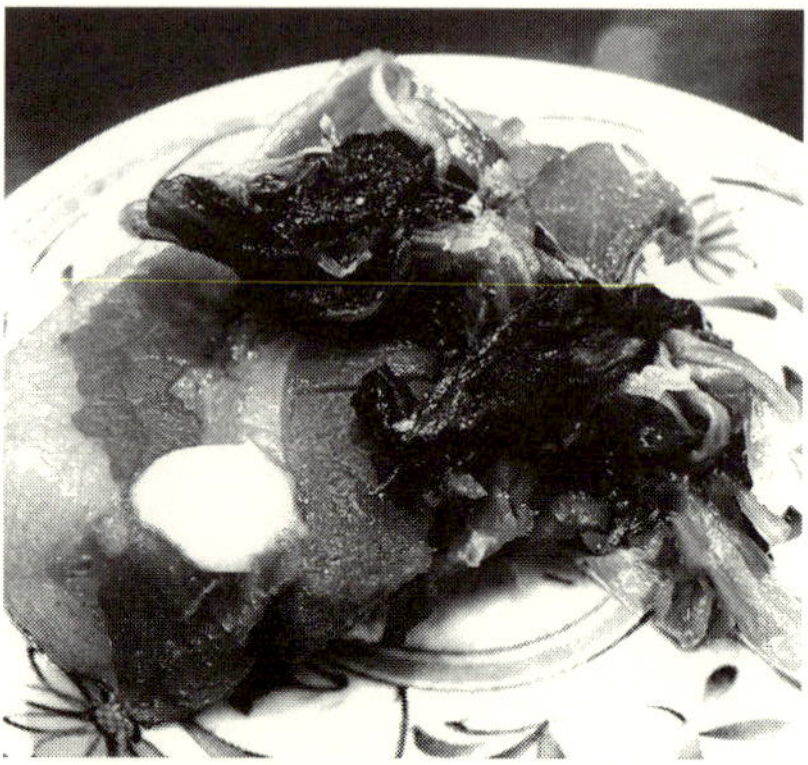

沖縄料理「ラフテー」

新しいタイプにリニューアル

お魚が美味しい寒い時期などには、昼定食などでお寿司屋さんを利用することがあるのですが、仕事ぶりを見ていて感心するのは所作がきれいで無駄のないことです。熟練の職人さんの手際の良さは大変参考になり、当院のドクターにも注意して見るようにといつも話しています。

さて、今回はインプラントの上物が割れ、何度治してもダメとのことでご来院されたご婦人のお話です。本来あり得ないことですが……。

インプラント治療が日本で行われて半世紀以上。その間の進歩は目覚ましく素材や形態、治療技術も年々進歩しています。しかし、インプラントの材料の中には、アバットメント（インプラントと上物の連結部）や上物が壊れたり割れたりするものも残念ながらあります。ところが、他院でのインプラントの修復に応じてくれる歯科はまだまだ多くないのが現状です。というのも、インプラント修復の成功条件はもはや審美的であることはもちろん、将来のインプラント周囲炎の予防にも配慮した治療計画が要求されます。そのためインプラントポジション、アバットメント形態、歯冠形態にまで至る術前の綿密な計画と正確な取扱いが必須となるので、長年にわたるインプラントの臨床経験が不可欠となり、どこの歯科でもよいというわけにはいかないのです。

今回修復したインプラントは新参メーカーの製品でしたが、治療した歯科では何度やっても割れるとのことで、ドクターから依頼がありました。当院ではSRAをはじめ、定評もあり、高度でオーダーメイドな治療に使うアバットメントなどを用いており、依頼しているラボ（加工所）の技術力も高いので、クラウンの形態とアバットメントを古いインプラントに合わせ加工することで、修復も無事終了しました。

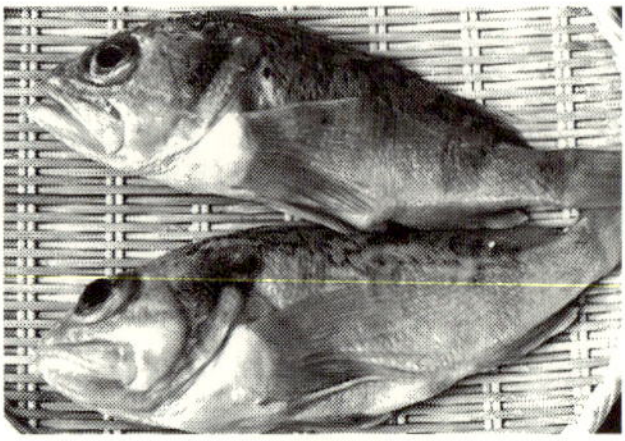
旬の魚も美味しく

リニューアルしたインプラントで、「旬のお魚をいただけるのが一番の楽しみ」とおっしゃっていただけました。

食生活の変化

＊＊＊＊＊

食生活の変化は時代やその人の生活習慣、年齢など様々な影響を受けます。動物を捕食していた時代は、前歯はナイフの代わりに肉を食いちぎり、奥歯で砕く必要がありました。米に代表される食生活を獲得した人類は硬い物が減り、骨も痩せて骨格そのものも痩せてきました。さらに現代ではショ糖などの加工食品でほとんど噛む必要もなくなり、虫歯や歯周病のリスクが上がってきています。歯を失うことは野生動植物を補食していた人類にとっては死を意味していました。

歯を失った状態を改善するために様々な義歯を作り工夫してきました。現代では虫歯を予防して自分の歯を少しでも持たせることが重要ですが、虫歯、歯周病、外傷で不幸にも失った場合、第一としてインプラントが選ばれます。

健康寿命とインプラント

＊＊＊＊＊

日本人の寿命もどんどん延びておりますが、長生きの上、しかも健康に過ごせる「健康寿命」を延ばすことが、今一番望まれていることです。

それには「食べる力」が不可欠です。健康な歯の多い人ほど生存率は高いので、予防し、検査し、治療すれば確実に食べる力も生きる力も付いてきて、健康寿命の延長につながります。

歯科疾患の弊害は「食べる力」を失うだけでなく、全身にも悪影響を与えます。歯周病菌が血液に混ざることによる、糖尿病や心疾患との因果関係はすでに明らかにされています。また、噛む力の衰えにより、消化器系への負担が大きくなり、もともと弱ってきている胃や腸に与える影響が少なからずあるということは、何となくわかるのではないでしょうか。また「食べる力」の衰えは摂取する栄養バランスが崩れていくことにもつながり、様々な余病に間接的に影響を与えていくことも考えられます。「元気で長生き」のためには健康な歯を維持することが大切だ、とご納得いただけると思います。

歯の健康を考え８０２０運動（八十歳で自分の歯を二十本以上残そうという運動）という世界的な動きがありますが、スウェーデンなど達成されている先進国もある中、我が国の達成率はまだ三割程度と寂しい限りです。虫歯などから抜歯に至り、入れ歯やブリッジで補うのが従来のやり方ですが、共に健全な歯を土台にして義歯を支えるやり方ですので、土台となる歯の負担は大きく、やがてその歯もダメになり、次々に丈夫な歯を土台にするため歯は徐々に減っていき、最後は総入れ歯となるのです。

そこで入れ歯やブリッジに変わって他の歯を傷つけず寿命も延ばす治療法として開発されたのがスウェーデンでうまれたインプラント治療です。最初の抜歯からインプラントを利用することが、歯の健康にとっていかに有効であるかも知られてきました。先述した通りスウェーデンは先進国の中でもいち早く８０２０を達成しており、その有効性を示しているといえるのではないでしょうか。

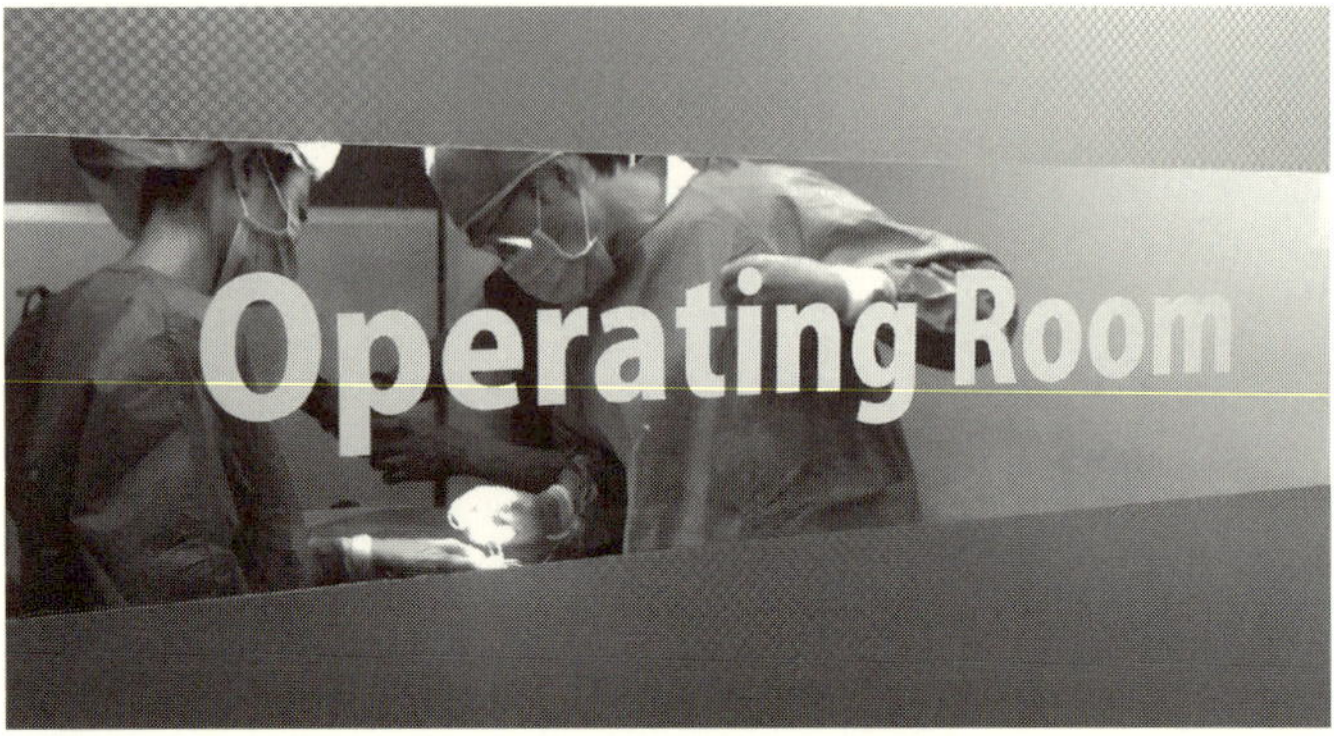

インプラント専用オペ室

もちろん、すでに入れ歯やブリッジで治療されていても、インプラントという選択肢はあります。残っている歯を守るということから考えても、何歳になっても遅すぎるということはありません。

大切なのは、健康な歯をお持ちの方は、予防を心がけることであり、歯科疾患を抱えてお悩みの方は、一日でも早く適切な治療を受けて、何でも食べられる健康な歯を取り戻すことです。

近年の歯科は設備や治療技術なども大きく進歩しており、昔の〝歯の治療＝痛い〟というイメージはありません。当院でも、低線量で高性能なＣＴや専用オペ室、滅菌システムを完備した院内環境、専門ドクター・スタッフによるハイレベルなチーム医療により、ご安心いただける治療体制を整えております。

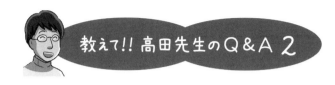

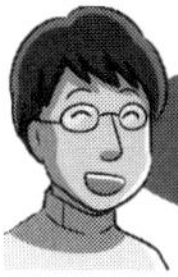

教えて!! 高田先生のQ&A 2

Q インプラントは周りの歯に悪影響はないのですか？

A まったくありません。

むしろ咬合力が分散され、周りの歯に良い影響を与えます。

また、咬合力が増すことで周辺の骨が密になり、好循環が生まれます。

Q 他の歯科で歯根が破折して抜歯しなくてはならないと言われたのですが、すぐにインプラントにできますか？

A まず本当に抜歯が必要なのか診断します。

残せる歯は可能な限り保存します。その上でどうしても抜歯が必要な場合は、抜歯します。

抜歯後すぐにインプラントを埋め込むことができるのは、嚢胞や歯周病の感染が少ない場合や前歯や小臼歯で歯茎の量が足りている場合です。症例によって変わりますので一度ご相談ください。

Q 術後に痛むことはないのでしょうか？

A 基本的には、術後の痛みはありません。

痛みのメカニズムは、いわゆる炎症があるときに受ける痛む感じです。インプラントを植立する場所は、施術の前にクリーンな状態にします。そうした場所ですから炎症が起こることはまずなく、痛みがなくて当たり前なのです。

術後に痛みがあるとすれば、インプラントが痛いのではなく、感染による炎症によるものです。

術後に医師は抗生剤を処方します。抗生剤を飲んでいて痛みが徐々に引いてくる場合、それほど心配する必要はありません。

Q 術後に腫れることはないのでしょうか？

A 骨をつくるとか、歯肉をつくったりする特別なインプラントの場合は多少腫れる場合もありますが、通常のインプラントではまず腫れません。ただ個人差があり、なかには少し腫れる人もいます。

腫れても術後3日目がピークで、4日目からは引き、長くても1週間もすれば落ち着きます。よく冷やしてください。

痛みを伴わない場合はまったく心配はいりません。痛みを伴う場合の腫れは炎症による腫れですから、歯科医にすぐ相談してください。

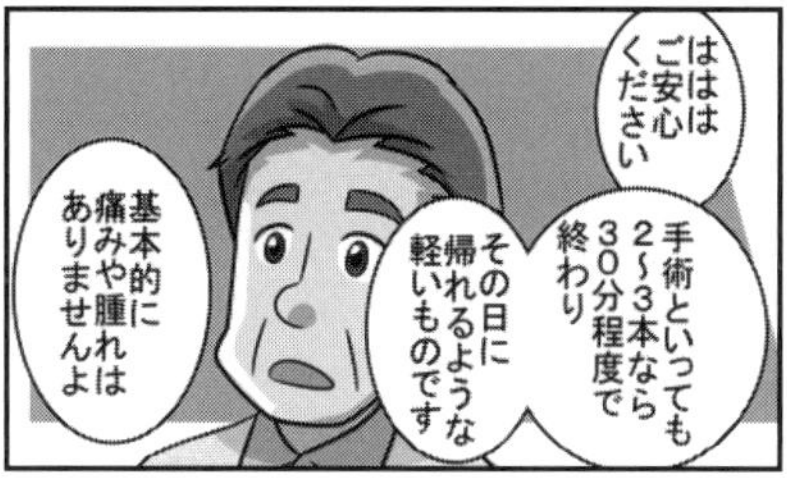
ははは ご安心ください
手術といっても 2～3本なら 30分程度で 終わり
その日に 帰れるような 軽いものです
基本的に 痛みや腫れは ありませんよ

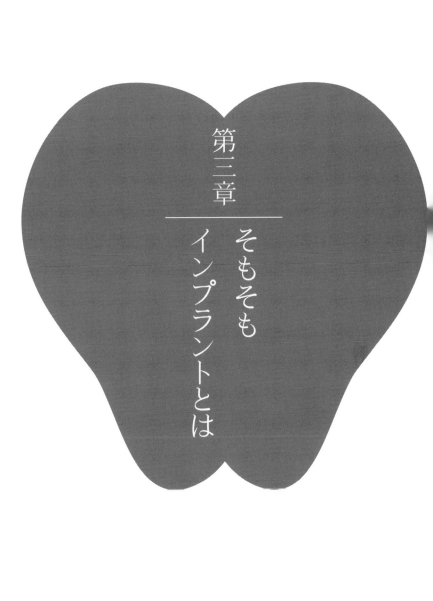

第三章

そもそもインプラントとは

インプラントと天然歯

＊　＊　＊　＊　＊

インプラントとは失われた歯の根の部分に人工歯根を入れることにより、今までの自分の歯と少しも変わりなく、ものが噛めるようになる画期的な治療法です。

インプラントの歴史

一九五二　チタンが生体と結合することを発見
一九六五　様々な実験、検証後初めて人に臨床応用
一九八〇　インプラント　マーベルファーマー設立
一九八八　トロント会議
　　　　インプラントの成功の基準とともに世界中に広まる

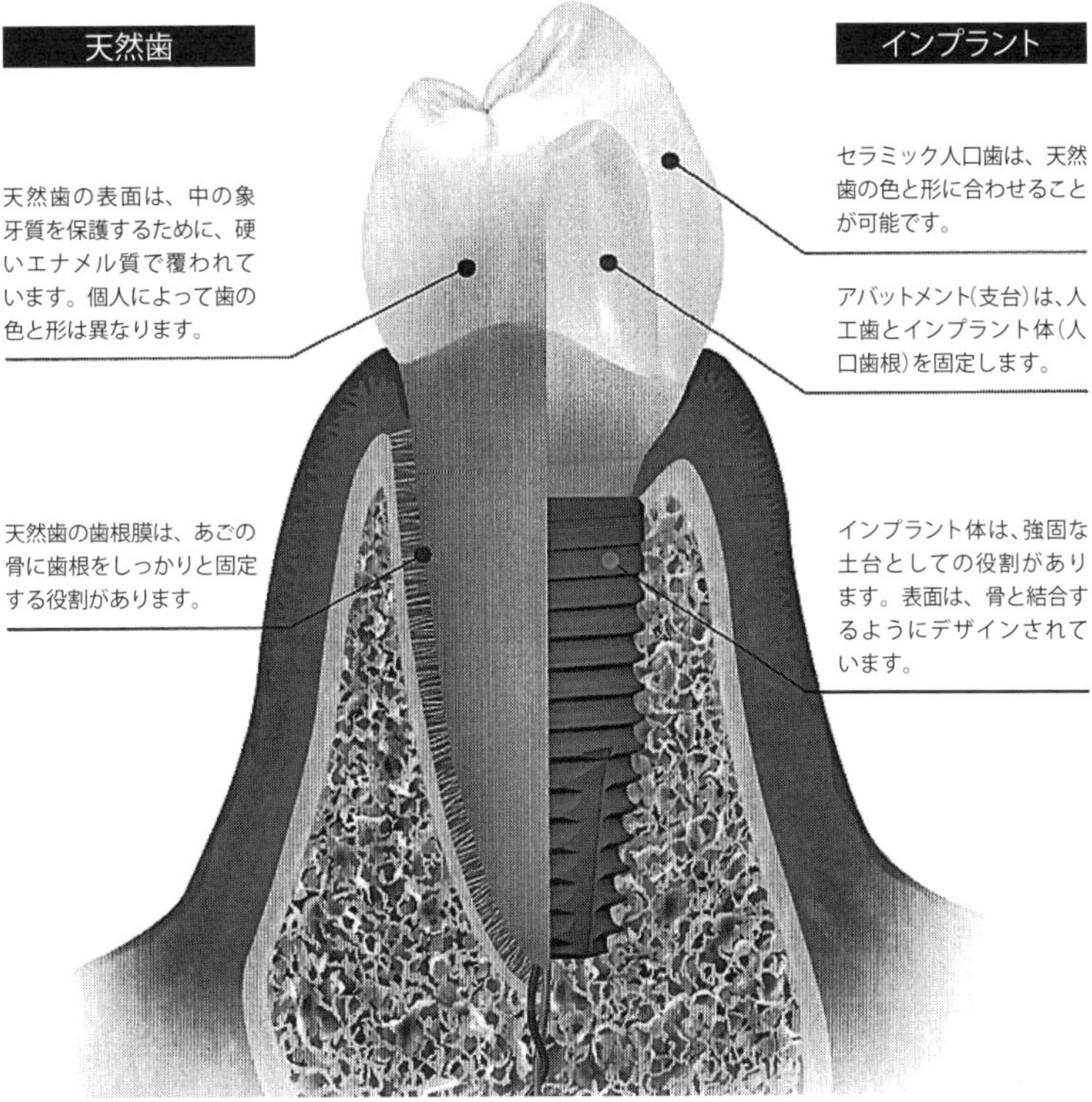
天然歯
インプラント
天然歯の表面は、中の象牙質を保護するために、硬いエナメル質で覆われています。個人によって歯の色と形は異なります。
天然歯の歯根膜は、あごの骨に歯根をしっかりと固定する役割があります。
セラミック人口歯は、天然歯の色と形に合わせることが可能です。
アバットメント(支台)は、人工歯とインプラント体(人口歯根)を固定します。
インプラント体は、強固な土台としての役割があります。表面は、骨と結合するようにデザインされています。

インプラントと他の治療法の比較

＊＊＊＊＊

インプラントが普及するまでは、入れ歯もしくはブリッジでの治療しか選択肢がありませんでした。

現在もこの三つが歯の欠損に対する有力な治療法であり続けているのですが、それぞれに特徴があり、メリット・デメリットがあります。

ここではその三者を簡単に比較してみたいと思います。

⇐

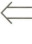

治療法	長　所	短　所
インプラント	・違和感がまったくなく、自分の歯と同じような感覚で噛むことができる ・周りの歯を傷つけない ・見た目は自分の歯のようにきれいに仕上がる ・インプラントが顎の骨に力を加えるので、顎の骨がやせるのを防ぐ	・歯を抜くのと同じ程度の手術が必要 ・重度の糖尿病、ヘビースモーカーの方は治療が制限される場合がある
ブリッジ	・費用をかければ、見た目の仕上がりもよくなる（固定式）	・周囲の健康な歯を削る必要がある ・歯の抜けた部分の骨が次第にやせていく場合がある ・発音に問題のある場合がある ・削った歯がムシ歯や歯周病になる可能性が高くなる
入れ歯	・比較的簡単に治療が受けられる ・歯をあまり削らなくてもすむ場合がある	・噛み心地が悪い場合が多い 固い食べ物が食べられない場合が多い ・入れ歯に違和感を感じることがある ・発音がうまくできない場合や、見た目も良くない ・入れ歯の手入れが毎日必要 ・あごの骨がやせてくる ・バネをかけている歯を失う可能性が大きい ・取り外しが煩雑である

二十年間我慢してきた生活が一変

最近お見えになった六十歳の娘さんと八十五歳のお母様のお話です。隣町の規模の大きな歯医者さんに二十年間お世話になっていたそうです。そこは、歯は抜かずに治療するという方針で、先生の言われるままに少々の不自由さは我慢してきたそうです。しかし、歯の動揺が激しく、食事もまともにできなくなってついに動いたのです。

今は入れ歯の代わりにインプラントがあることを知り、当院がその治療で有名なことを知人から教えられて来院されました。

お二人ともお元気で、診察すると娘さんが二本、お母様はわずか一本のインプラントで治療可能でした。CTでの診断でも骨もまだ十分に残っており、何の問題もありません。ただこの動揺する歯を抜歯せず、収まるまで我慢して待つような治療を続けていたら、歯を支える骨は吸収され、周りの歯にも影響を与え、インプラント治療をするにも造骨が必要になるなど、悪影響は計りしれません。

治療で注意したのは、治療時の止血でした。高齢のお母様は常用されているお薬がありましたが、精密検査の上、お薬を止めることなく治療いたしました。

お二人とも無事治療を受けられて、二十年来の我慢の生活から抜け出して、元気に過ごしておられるご様子です。

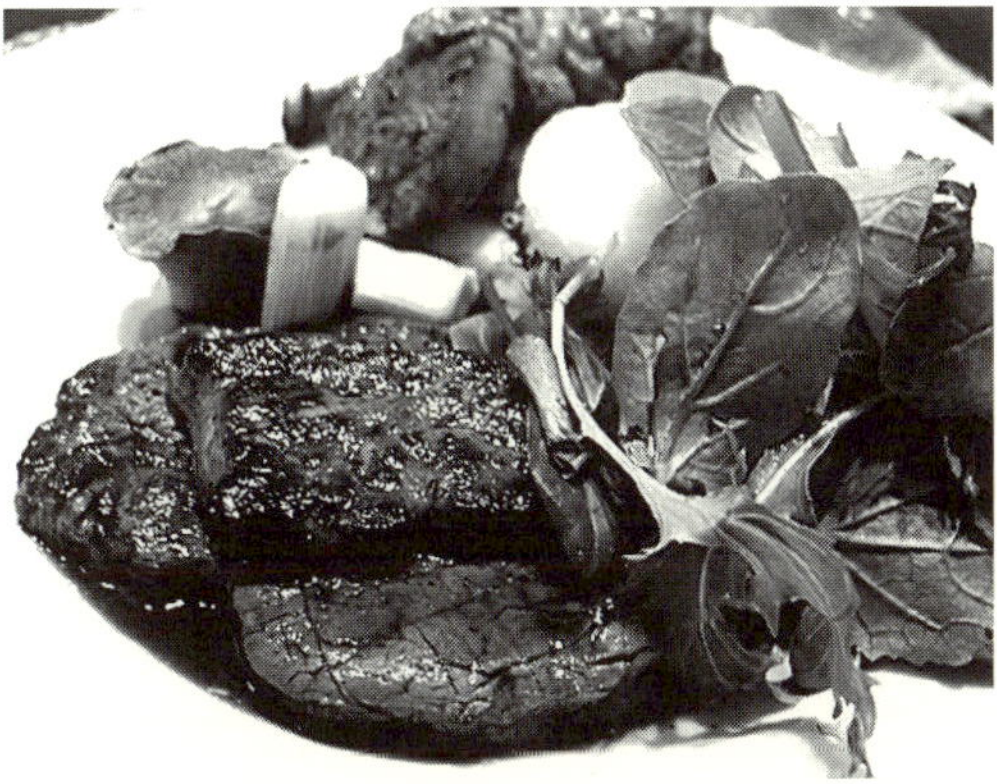
食事にも不自由がなくなります

インプラント治療の流れ

ここでインプラント治療の流れを簡単に見ていきましょう。

＊　＊　＊　＊　＊

①検査・診断・カウンセリング

⇓

治療に必要なレントゲンや最新型のＣＴスキャンを用いて検査を行います。

インプラント治療に関するカウンセリング、説明を行います。

骨の硬さや本数、位置、また、患者様のライフスタイルなどを考慮し、多方面から最良の治療方針を立てます。

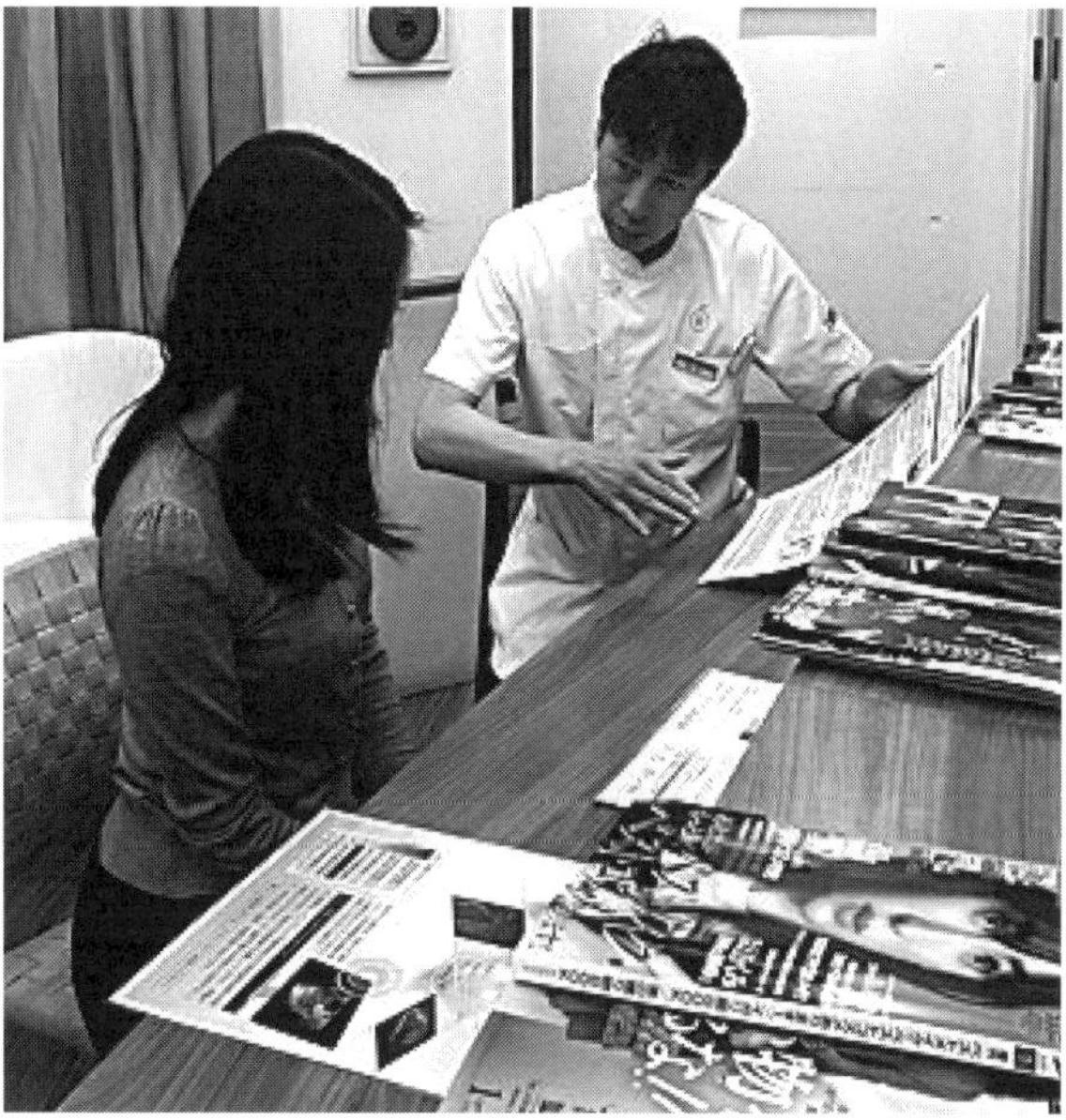

カウンセリング

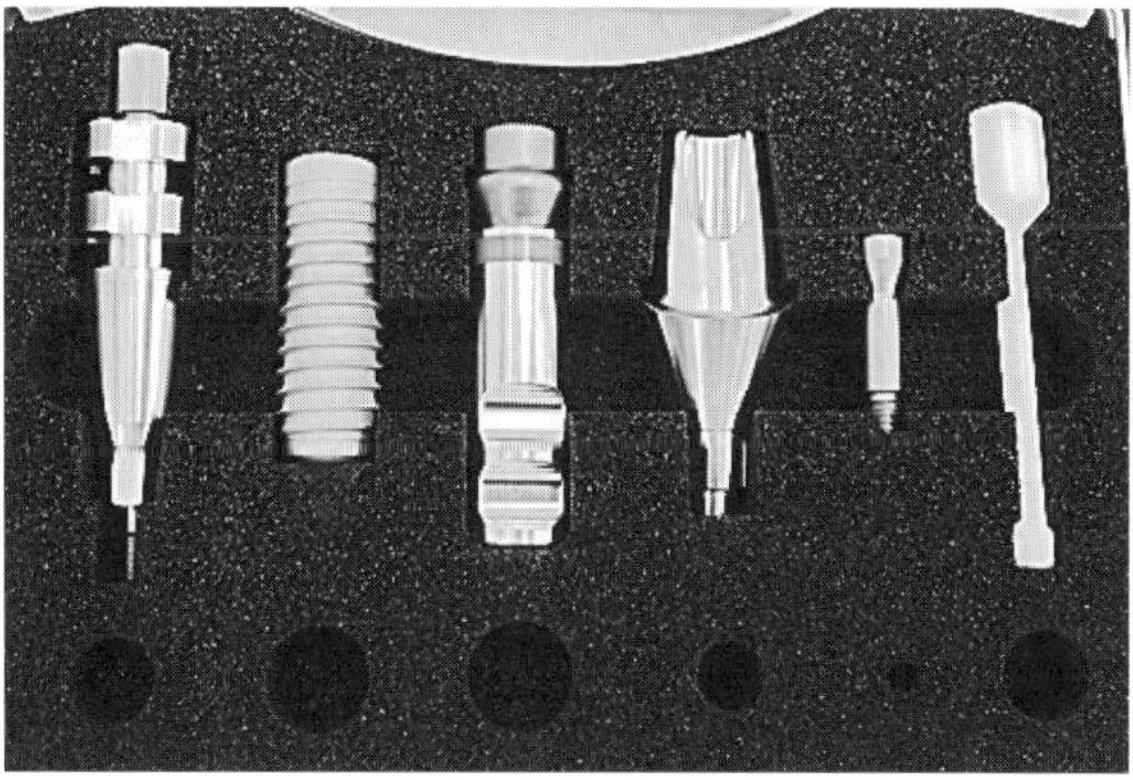

説明用模型を使用

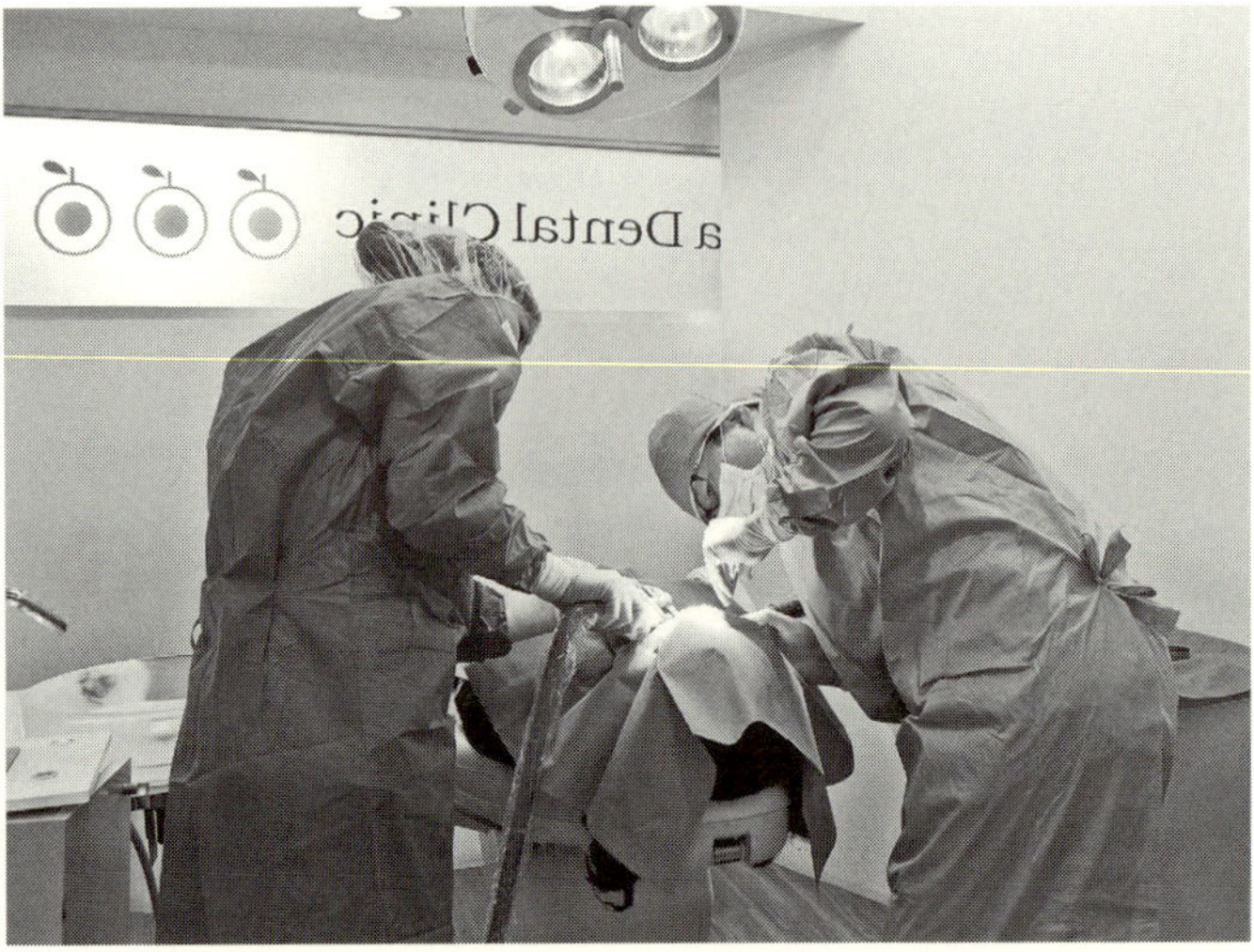

施術は短時間で終わります

②一回目　インプラント体の埋入

インプラント体を入れます。麻酔を使用しますので痛みはありません。

二～三本のインプラントであれば麻酔から縫合まで三〇分ほど、高度なものでも一～二時間で終わりますのでそのまま帰宅でき、入院の必要はありません。

③治癒期間

骨とインプラントが結合するまで一定期間待ちます（三～六週間）。

治癒期間はインプラント体の種類や骨の健康状態などにより左右します。

④二回目　インプラントの上部型取り

インプラントが骨と結合したら、インプラント体と歯の土台となるアバットメントを結合させ、一定期間おきます。その後、人工歯の作製のための高精度な型を取ります。症状によっては、噛み合わせを確認し、歯の色や形等をチェックする「ワックス試適」を行います。

ワックス試適とは、ろうそくのろうで実際にどういう形になり、噛み合わせがどうなるのかを、一度作り口の中で合わせます。大まかな形を作る行程です。

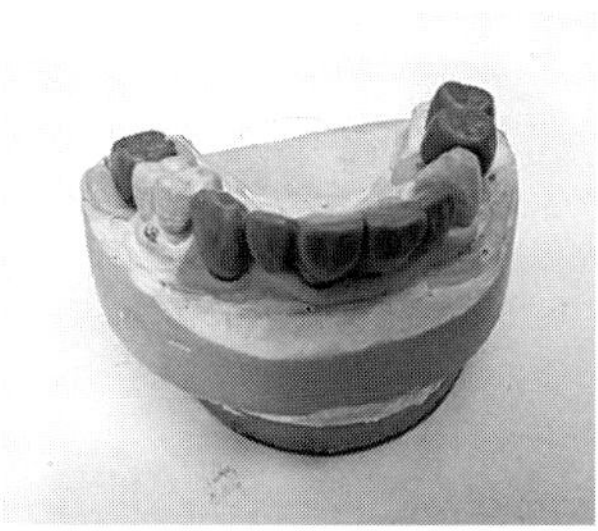

ワックス試適

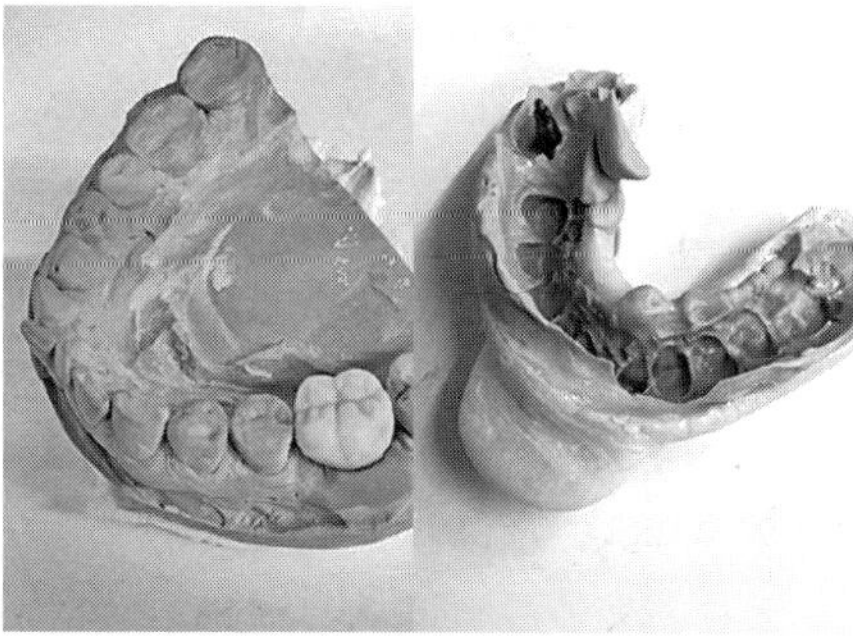

(左)ワックス試適 (右)インプラント個人トレー、印象トレイで型取りした。

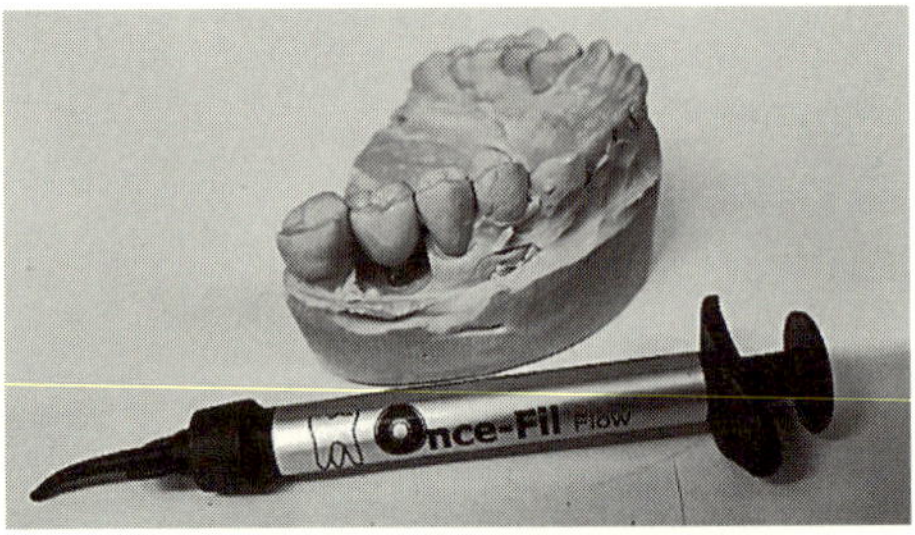

アクセスホールをふさぐ処置

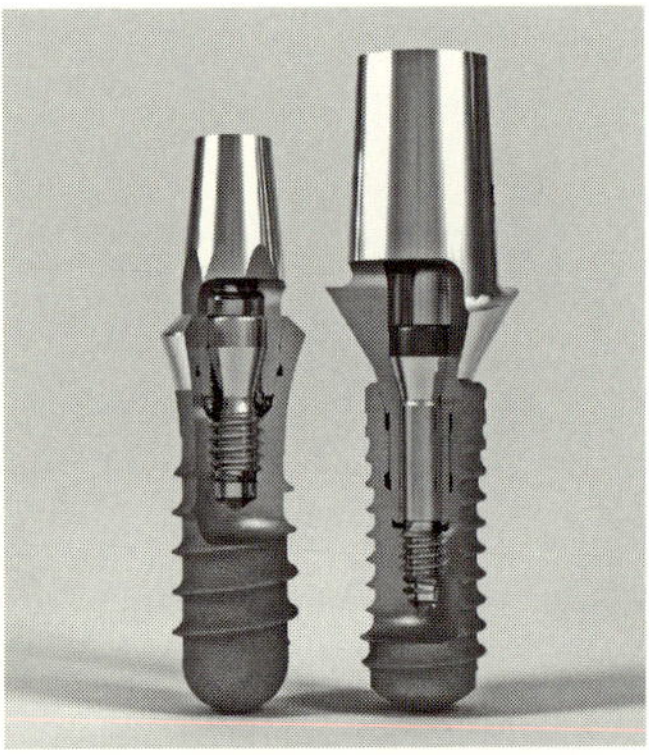
アバットメント（土台）はスクリューで強固に固定します

⑤人口歯の装着・完成

作製した人口歯を装着します。骨の状態はもちろん、歯全体、噛み合わせなど、審美性、機能性の両面から総合的にチェックします。

また、お手入れの方法なども丁寧にご説明します。

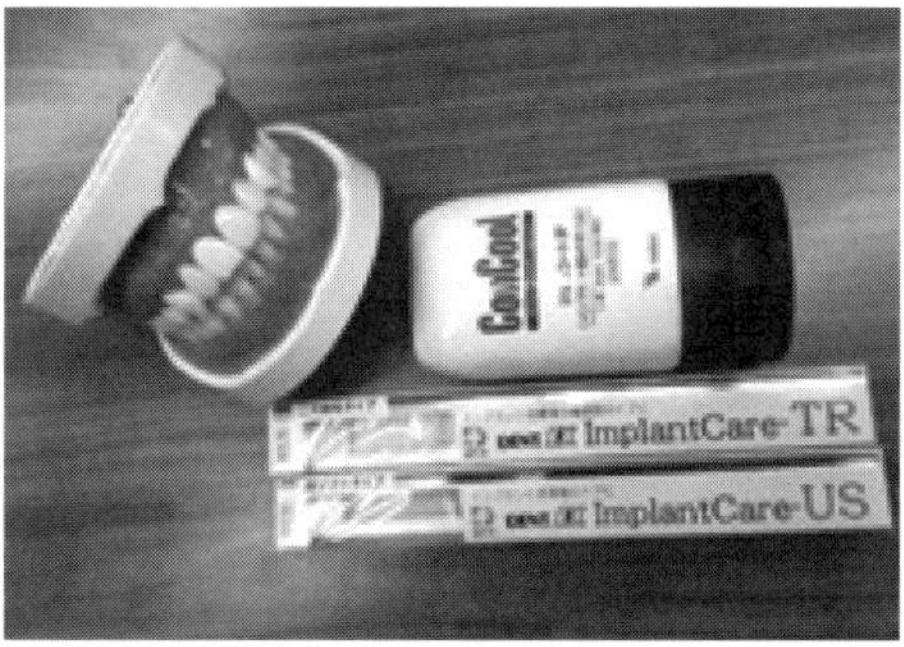

メンテナンス用品

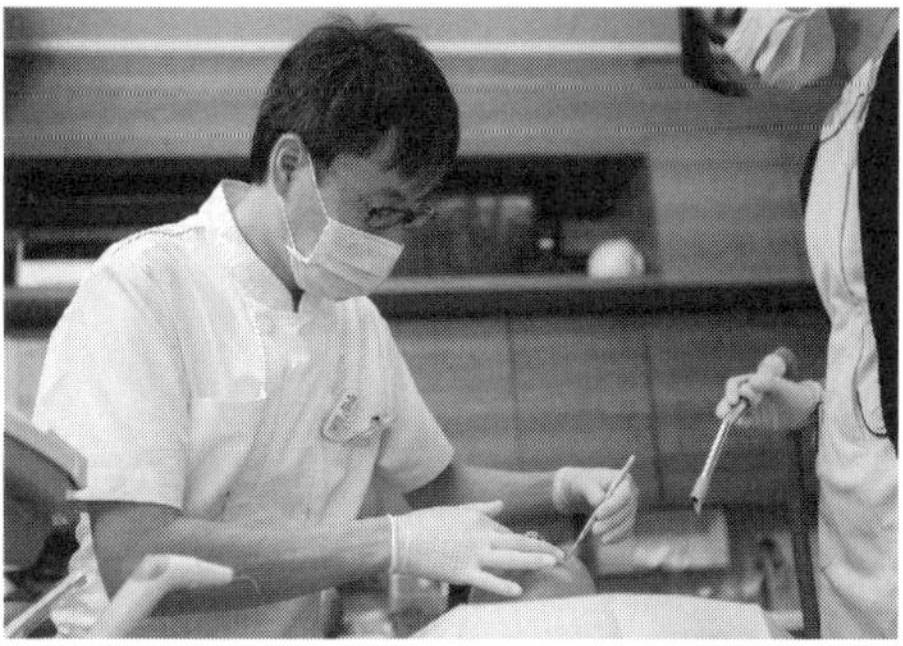

定期的なメンテナンスを

⑥メンテナンス

インプラントを長持ちさせ、口腔内の健康維持のためにもメンテナンスは必須です。

定期健診を受診していただき、アフターフォローをしっかり行います。当院ではメンテナンス費用も料金に含まれていますので別途ご請求することはありません。

治療には多くの経験が必要

台風にもかかわらず、インプラント治療優先で伊豆大島から来院されたＨＭさん（六十一歳女性）のお話です。

ＨＭさんの奥歯は左右とも入れ歯で、噛み合わせが悪くいつも不便さを感じていらっしゃったそうです。

インプラントを知り、地元で歯科を探したそうですがどこも断られて困っていたそう。そんな時友人から当院のことを聞いたそうです。

インプラント治療は、特に下顎の場合は神経や血管を避けて埋入する熟練の技術が必要で、豊富な臨床経験がないと手を出してはいけないものなのです。当院では十数年にわたり、年間数百件以上の施術を行い、臨床経験を蓄積しているため、患者さん一人ひとりにあった手術を行う判断力、技術力を有していると自負しております。

ＨＭさんの場合、初診時に、カウンセリングとＣＴなどによる検査診断の結果、骨も充分にあり問題なくインプラントが可能だとわかり、左右に二本ずつで手術日を予約していただきました。そこに台風接近というわけです。

治療に臨む際には、患者さんのデータをもとに、立体的なイメージで繰り返しシミュレーションし、長期的な視点の治療計画を立てます。また手術を行う自分自身の体調も万全を保つようにしています。

今回はインプラント四本の手術となり、静脈内麻酔でウトウトしている間に、四〇分ほどで終了しました。遠くから、しかも台風の最中にきていただき、手術を受けていただいたＨＭさんの期待に応えるべくベストを尽くしました。

おかげさまで当院のインプラント治療を紹介してくださる患者さんも増え、宇都宮など関東近県、伊豆大島や新島、北陸は金沢などからもお見えいただいています。

インプラント治療への思いときっかけ

＊＊＊＊＊

私がインプラント治療を仕事にしようと思ったのは、父親の影響があります。

父は山口県の美祢市という人口が一万人も満たない町で三十年以上地域医療に従事した、往診を中心とした町医者でした。寡黙で恐ろしくて子供の私が話をまともにできる人ではありませんでした。ある時本人が四〇度の熱が出て大変な時に私の母親の運転で往診をしていたのをよく覚えています。

日々手を抜かずコツコツやる習性はこの厳しい父の背中を見たからでしょう。

その後下関で二年過ごし、全寮制の熊本マリスト中学校に入りました。

熊本での生活は今では考えられないほど厳しいもので、一〇〇人部屋での共同生活でした。

十二歳の未熟な私にとっては辛い日々でした。いわば軍隊のような生活で起床時間や学習時間など厳しく決められていました。今でもその仲間との絆は強く、東京で生活をし始めても、定期的に会っています。

歯科医師を目指した理由

父親の背中を見ていた私は当初医師になるつもりでした。

ただ元々手先が器用で、物を作ったり、短編の映像を作ったりと、製作、創造が大好きだったので歯科に興味を持ちました。父親は医師になってほしかったと思いますが、まったく迷いはありませんでした。

小学校四年の時に奥歯が虫歯になり歯科にかかった時、削られた時の痛みが辛すぎて今でも忘れられません。そのこともあって無痛には特にこだわりがあります。

大学五年の頃、まだ普及していなかったインプラントに出会いました。はっきりと食事ができるようになる結果が出る治療法として衝撃を受けたのを今でも覚えています。この治療には将来性があると夢中になりました。その後インプラントを学べる所は、という観点で就職先を探しました。その後お世話になる都内の医院に直談判し、私のインプラント医としての本格的なキャリアがスタートします。先生も突然の電話に驚かれたと思います。

ここには五年いました。

当時はそこまでインプラントは普及しておらず、患者さんにインプラントの治療そのものを説明する必要がありました。かなり患者も多く、技術を習得するのに飢えていた私はすぐに紹介患者を一番多く出す人気の歯科医になりました。院長の方針でインプラント手技に関してはすぐに携わらせてもらいました。

その中でも印象に残っている症例があります。

その患者さんは上の義歯がなく合わなくて困っているとのこと。

六本のインプラントで十二本の歯を入れました。当時（十五年前）の症例のため、今のようにジルコニアのセラミックを使ってなく、金属のフレームにセラミックやハイブリットで前装しています。とにかく噛めるため、そのあと、下のインプラントを行いました。当時若い私を全面的に頼ってくれて、いい結果を出すことができました。

この頃は朝起きて寝るまでインプラントのことしか考えていない時期でした。火曜日に休みをいただいていたのですが、ほとんどインプラントの手術を入れていたことを覚えています。院長からも休むことも、次の仕事に気力を出すのに必要と怒られたこともあります。結婚したのもその時期でスピーチしていただいて大変感謝しています。

五年間、必死に関わり、患者様とも向き合えたことによって、インプラントに関してはもう十分という状態で、開業地荻窪に向かいました。

私の願いは、患者さんにインプラントを体の一部だけではなく（生活のｏｒ人生の）一部として取り入れてほしいということです。正しい知識を持ち、常に話し合える歯科医との出会いは、食生活を豊かにし楽しい人生を送れる大きなきっかけとなると思います。そのために、まずクリニックに入りやすい、そして話しやすい環境を目指しています。

治療をこちらから押し付けるのではなく、色々な価値観に基づき、治療法を決めていきます。治療法は十人いれば十通りあると考えています。

クリニック紹介

＊＊＊＊＊

当クリニックでは待合室、ユニットの空間を広くとってリラックスできる空間を作りました。いわゆる医療機関にありがちな冷たい、機械的でコンクリートのような感覚を排除し、対話しやすい低めのカウンター形式としています。

一方的に医師から話を伝えるのではなく患者様と両方で会話ができることを目指しました。歯科医院特有の匂いに関しても排除するようにしました。

当院では、三台目のCTを導入しました。

それこそ二十年前のCTは撮影に時間がかかり、映像の精度もあまり高いものではありませんでした。私が卒業してすぐのころのCTは、朝早起きをしてエアーキャリビレーションをして患者様を連れて行ってわざわざ撮影するほどのおおがかりのもの

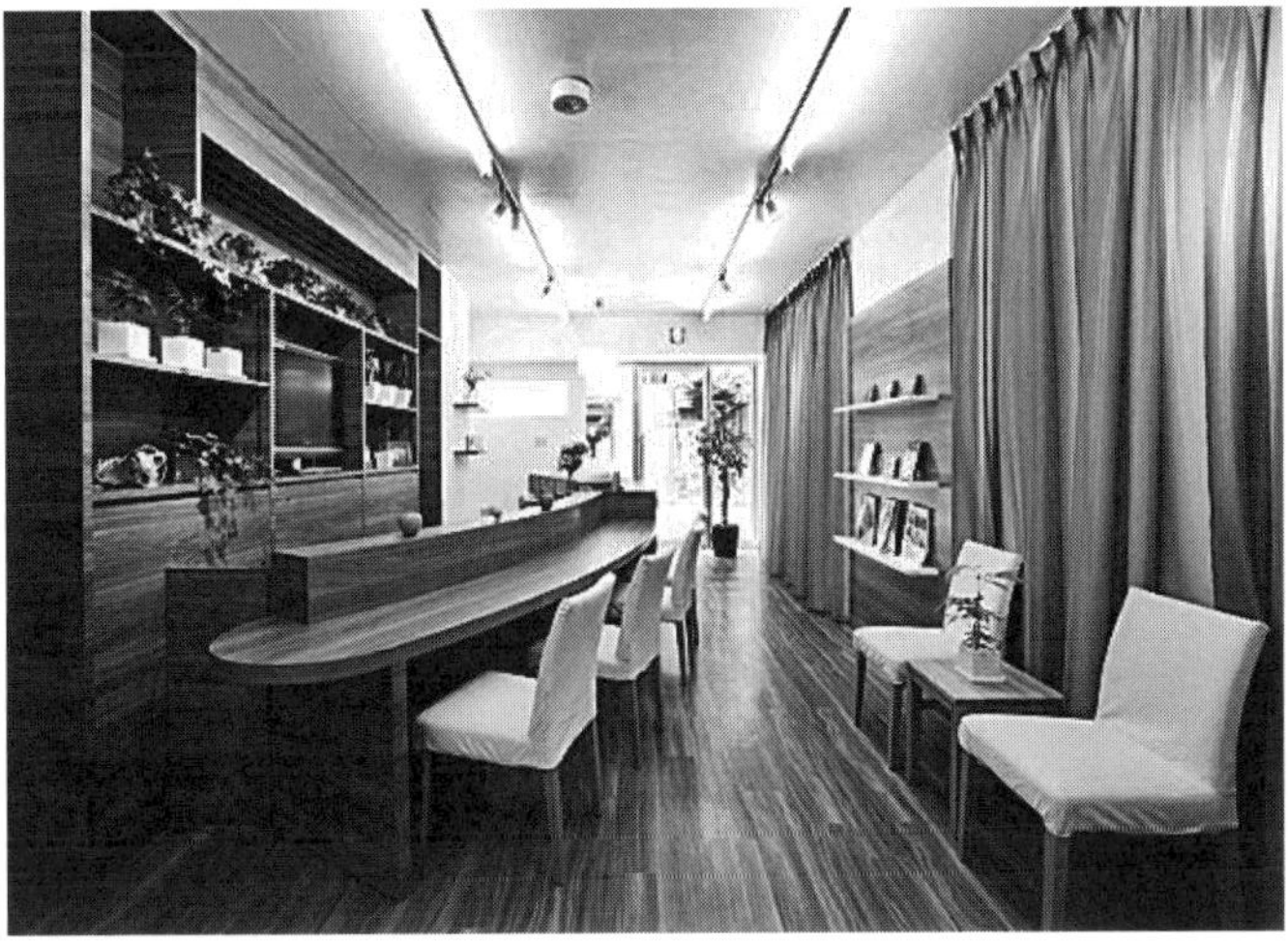

カウンター形式の待合室

でした。

　三台目を入れるにあたって、患者様にも我々にもメリットがあり治療精度も上がるため、迷うことなく決断しました。

　当院では、インプランターといわれるインプラントを埋入する機械を二台用意しています。バキュームシステムなどもいざというときのバックアップを準備しています。

　無影灯とは、その名のとおり影ができないライトです。LEDにしていないのは、光の自然の発色にこだわっているからです。

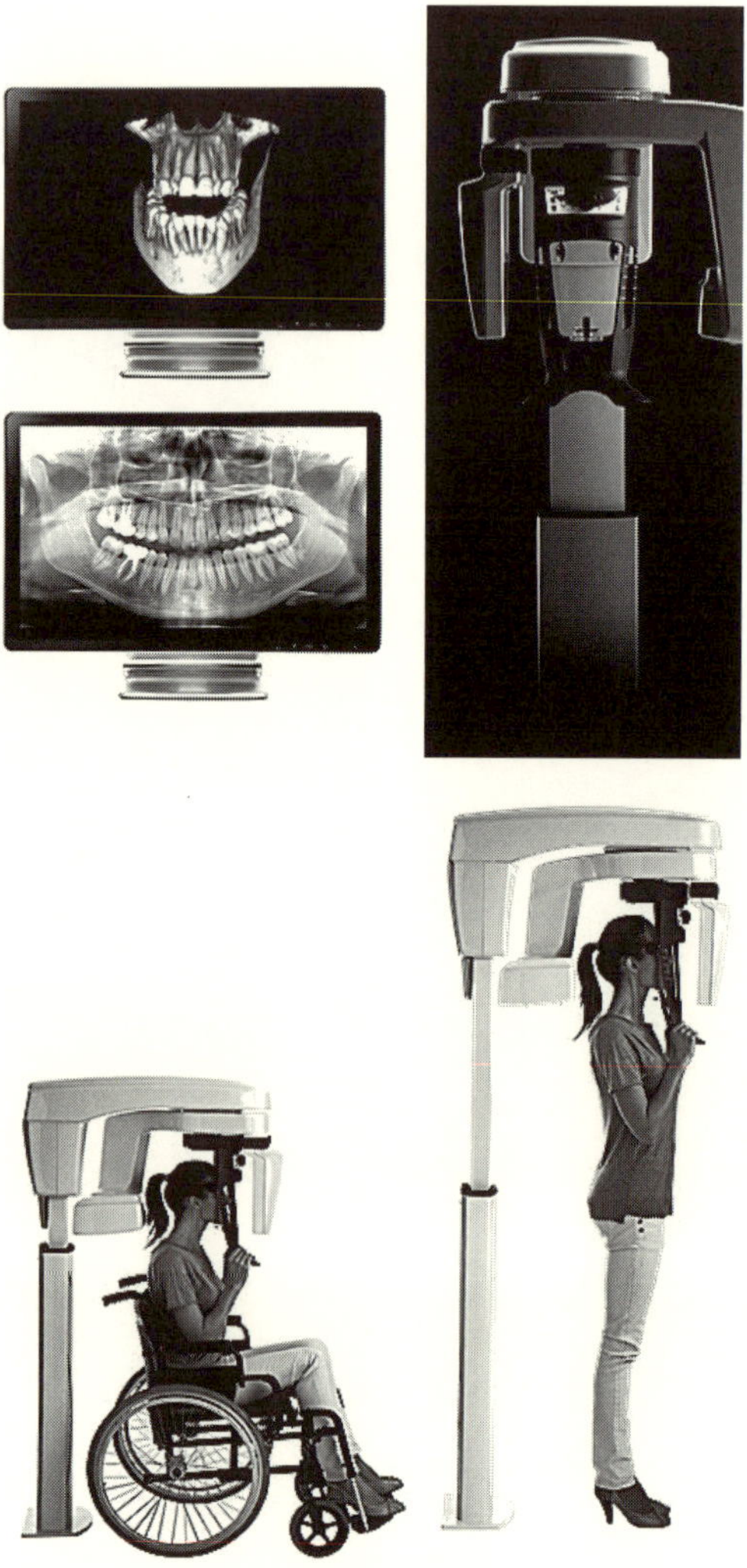

最新ＣＴ撮影機
フルサイズのサージカルテンプレートにも対応

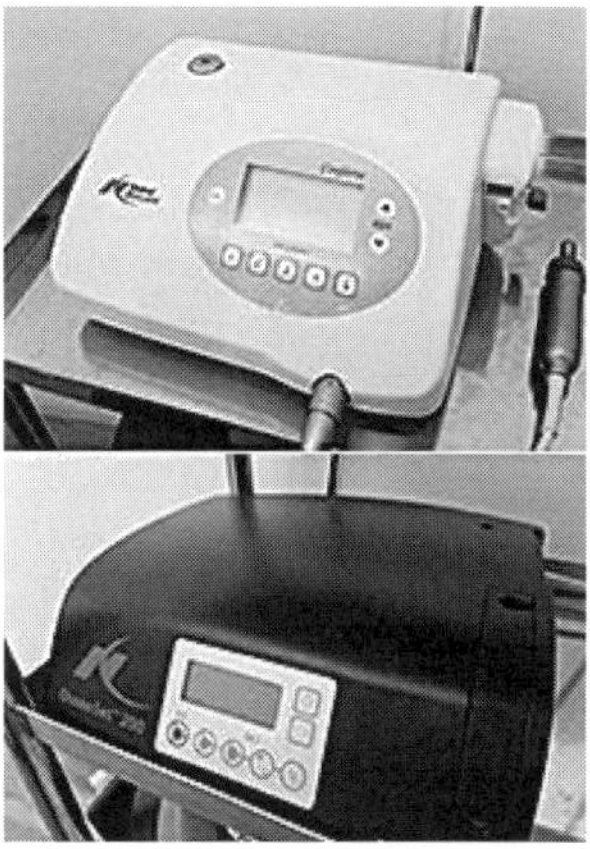

インプランター

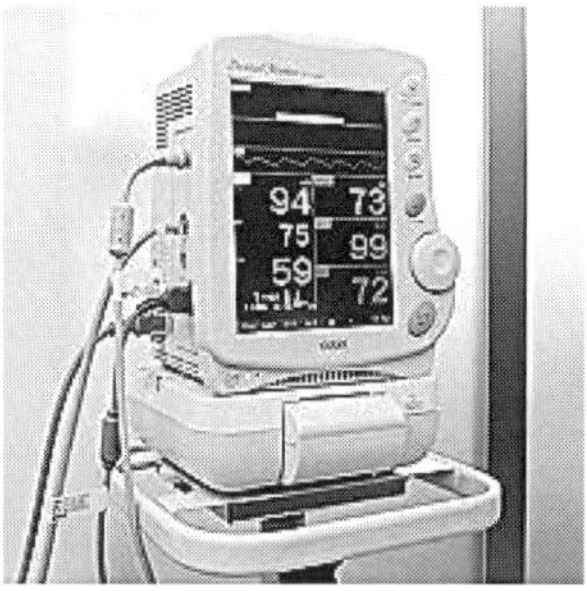

血圧・心電図・SPO2を計測

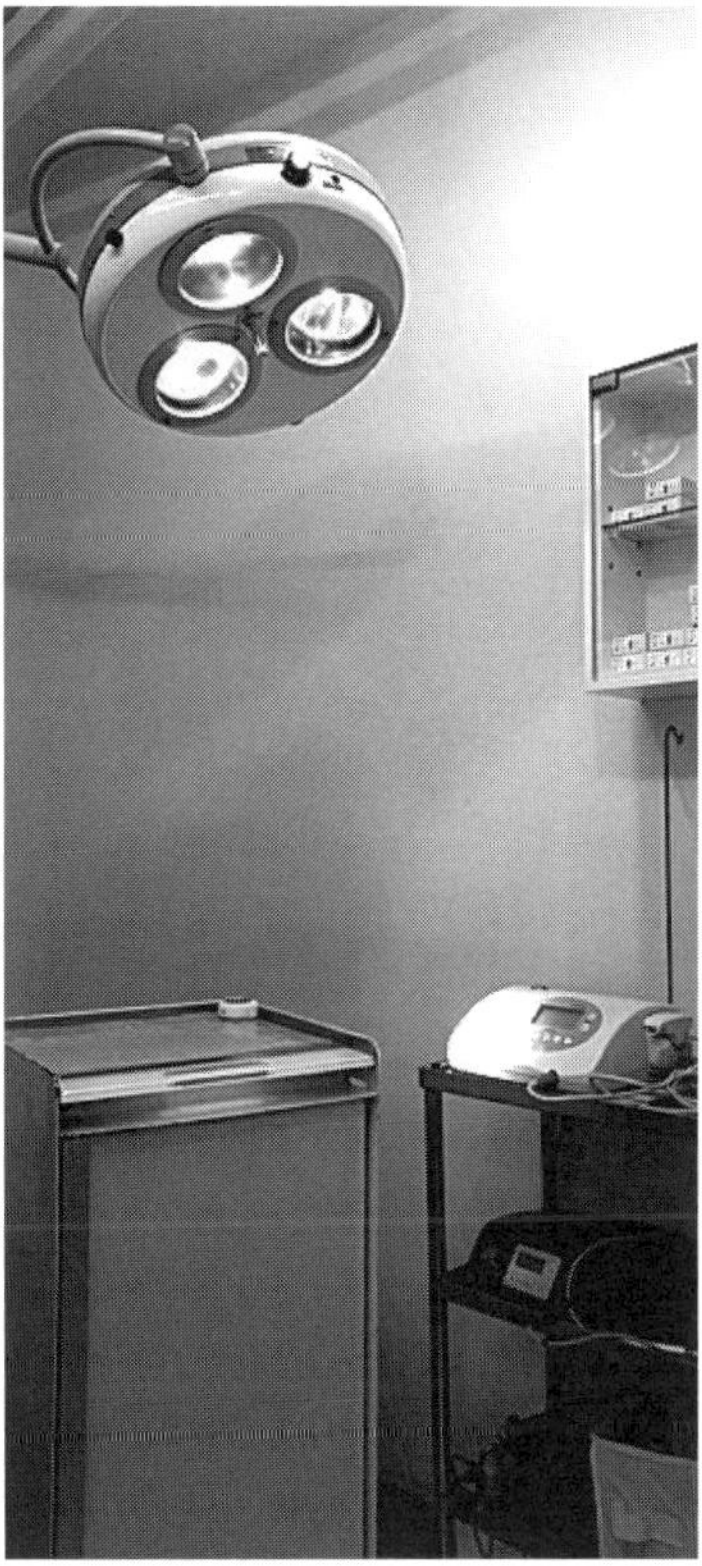

オペ室の無影灯・インプラントケース。手元に影ができず、安定した色味。

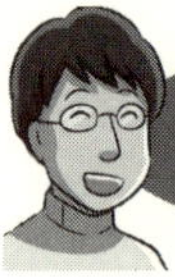

教えて!! 高田先生のQ&A 3

Q 他の歯科医院で自由診療の義歯を薦められたのですがそれでも十分ではないのですか？

A 比較にならないぐらいインプラントの方が噛めます。自由診療の義歯は薄くて装着感がよかったり金属のワイヤーが見えにくかったりしますが、実際噛む能力には大きな差があります。
また、取り外しの手間があるだけでなく、数年に一度は骨が痩せてしまって作り直さなくてはならないのです。長い目で見てもインプラントの方が噛めて安くつくのです。

Q 長く放置しすぎてしまってあちこちグラグラなのですが……。

A 大丈夫です。ちゃんと手順をふんで進めていけば、美しく噛める歯になります。時間がかかる場合は仮歯で過ごす時間が長くなりますが、なるべく快適にすむように色々な方法があります。

例えば一部歯を残し治療を進める方法、仮歯用のインプラント（ミニインプラント）を使う方法。

既存の義歯を使う方法などがあります。

その患者様にあった方法を提案します。

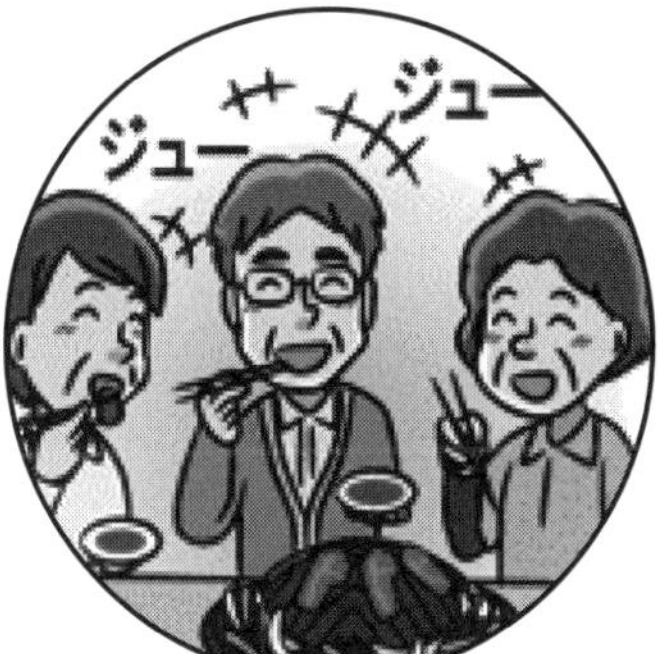

Q 遠方でも大丈夫ですか？

A 大丈夫です。

当院では伊豆諸島の新島・金沢・宇都宮・静岡・テキサス州（アメリカ）など各地からインプラント治療のために来院しています。

インプラントは回数に関しては、それほど多くありません。

むしろ根の治療やブリッジの方がかかる位です。

正しい治療計画を立てていけば可能ですし、インプラント治療は高度な技術と経験が必要なので、近いからといって安易にクリニックを選ぶべきではありません。

近隣の宿泊施設を案内するサービスもあります。

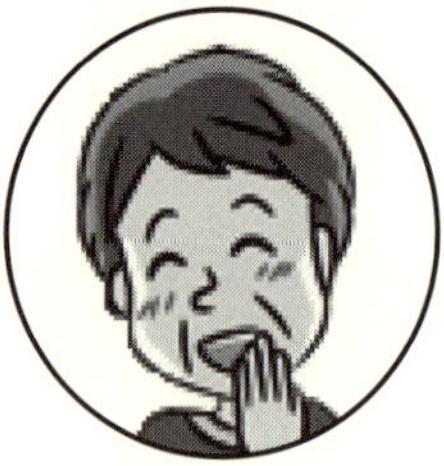

第四章

古いインプラントをよみがえらせる経験と知識

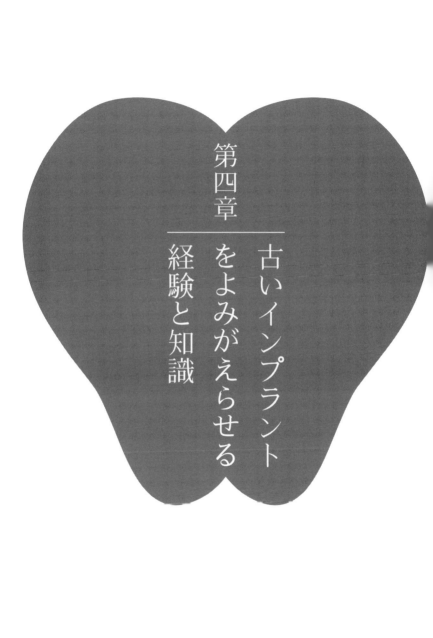

すでに入れている方、入れようとしている方へ

インプラントを長く使うために重要なこととはなんでしょう。

渋谷から来られたITさん（六十七歳女性）の話が参考になるかと思います。

インプラント治療をしていただいた院長先生が引退されて困っていたときに当院を知ったそうです。他院で治療されたインプラントを診ることも多いのですが、古いインプラントを特定するのは非常に難しく、豊富な経験がなければできません。

メーカーが統合されるなどで、生産されなくなったインプラントも多くありますし、同メーカーでも二十年くらい前の古いものはネジなどの部品が変わっていることもあります。たった一つのネジを特定できないだけで古いインプラントをよみがえらせることはできなくなるのです。

当院では、常時いろいろなインプラントのドライバーやパーツを取り揃えておりますが、予後の長期安定を考えると部品の供給が充実していることはとても重

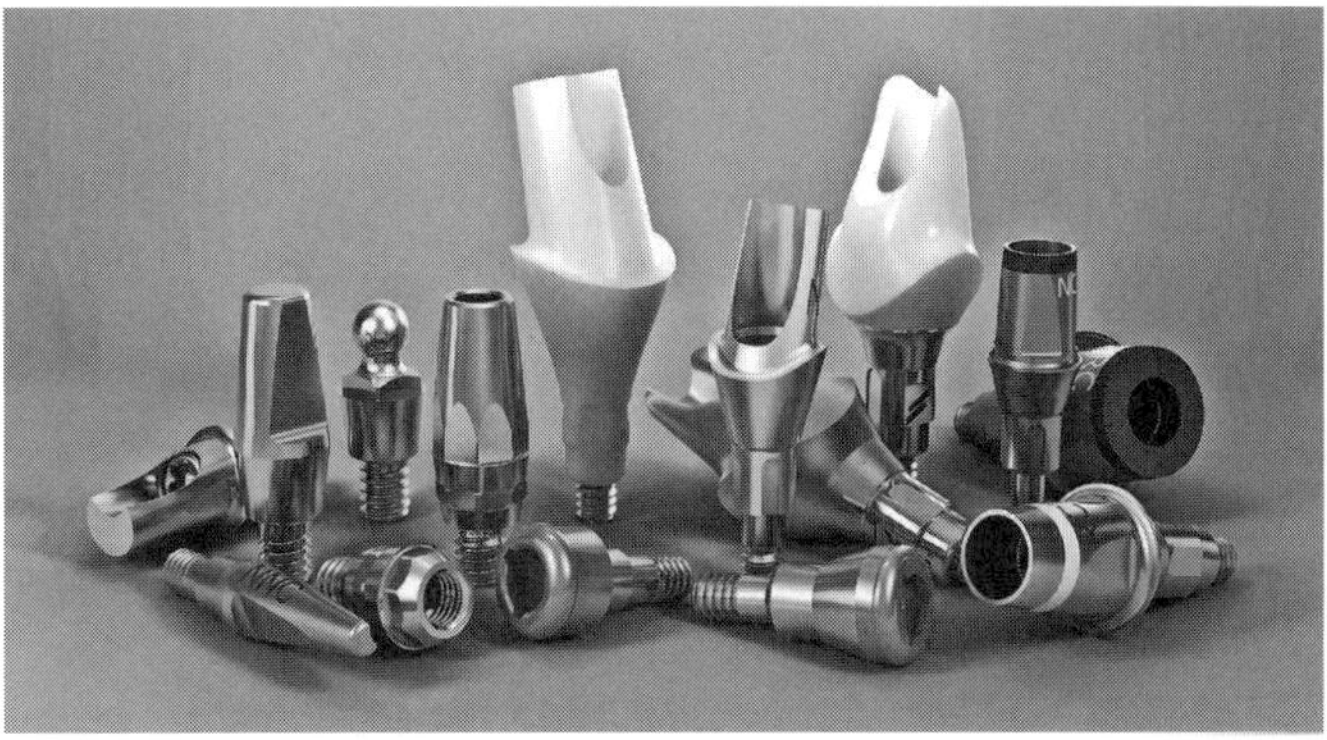

インプラントには多くのパーツが必要。パーツは交換可能。

要で、五十年以上経過しているスイスのストローマンが最善と考えております。

当院では、治療時は麻酔専門医の監視下、眠っている間の処置となりますので、ご高齢の方でも負担を感じないようです。治療期間も一ヶ月から一ヶ月半ほどです。私が特に詳しく説明するのはメンテナンスについてです。インプラント治療では口腔内のバランスを保つために定期的な噛み合わせ調整が不可欠なのです。また後述しますが専用のインプラントケア製品も揃えており、患者さんごとに歯ブラシや磨き方のご説明をしております。

転勤で通院できなくなった方

当クリニックへは新たにインプラントを入れようとされる方はもちろん、すでに入っているが転居などで通えなくなったため、新たに実績のあるインプラント医院を探されている方も多くお見えになります。検診や修復、また他の歯の治療でも、人工歯根について知り尽くしている先生をというわけです。

SKさん（五十八歳男性）はそんな一人で、以前に札幌でインプラントの治療を受けています。転勤後に虫歯が悪化して、

「インプラントもあるのでその経験も豊富ですべての歯を先を見越して治療してくれる先生にお願いしたい」

との思いで探されたとのことでした。

検診したところ、SKさんのインプラントはまったく問題なく、今は虫歯の治

療中ですが、お口の中は全体のバランスがとても重要ですので、その部分だけを治療するということでは足りないのです。

「先生はトータルで診てくれるので安心です。もし何かあった場合でも修理も大丈夫ということですし、新しく埋入する場合もお任せできます」

とのご信頼をいただいております。

長年インプラントを扱っていますので、メーカーや製品、治療法も調べればすぐにわかりますが、お口にちゃんと埋まっているかどうかでアプローチは変わってきます。

最近はインプラントの普及に伴い、入れたあとの予後で様々にお困りの方もおられるようです。そんなときは日々インプラントの治療を行っている経験豊富な歯科が安心です。

総合的な知識がなければ診断と方向性が決まらない

長引いていた根の治療の悩みをインプラントにすることで解決された世田谷にお住いのMKさん（五十四歳女性）のお話です。

右上顎の奥歯の治療を何度も繰り返してきたが治らないということで、セカンドオピニオンを求めて来院されました。

歯根破折が疑われましたのでCT撮影したところ、破折が見つかりましたが、幸い破折部の炎症も少なく、骨もそれほど失われていませんでしたので、インプラントにすることにされました。

ブリッジで三本の被せ物にすることを考えると、費用も大差ないうえ治療も数週間で終了するからということでした。両隣の歯を削らなくて済み、骨の吸収も防げるため、歯の健康にも好影響です。

インプラント手術には総合的判断と豊富な経験が不可欠です。インプラント手

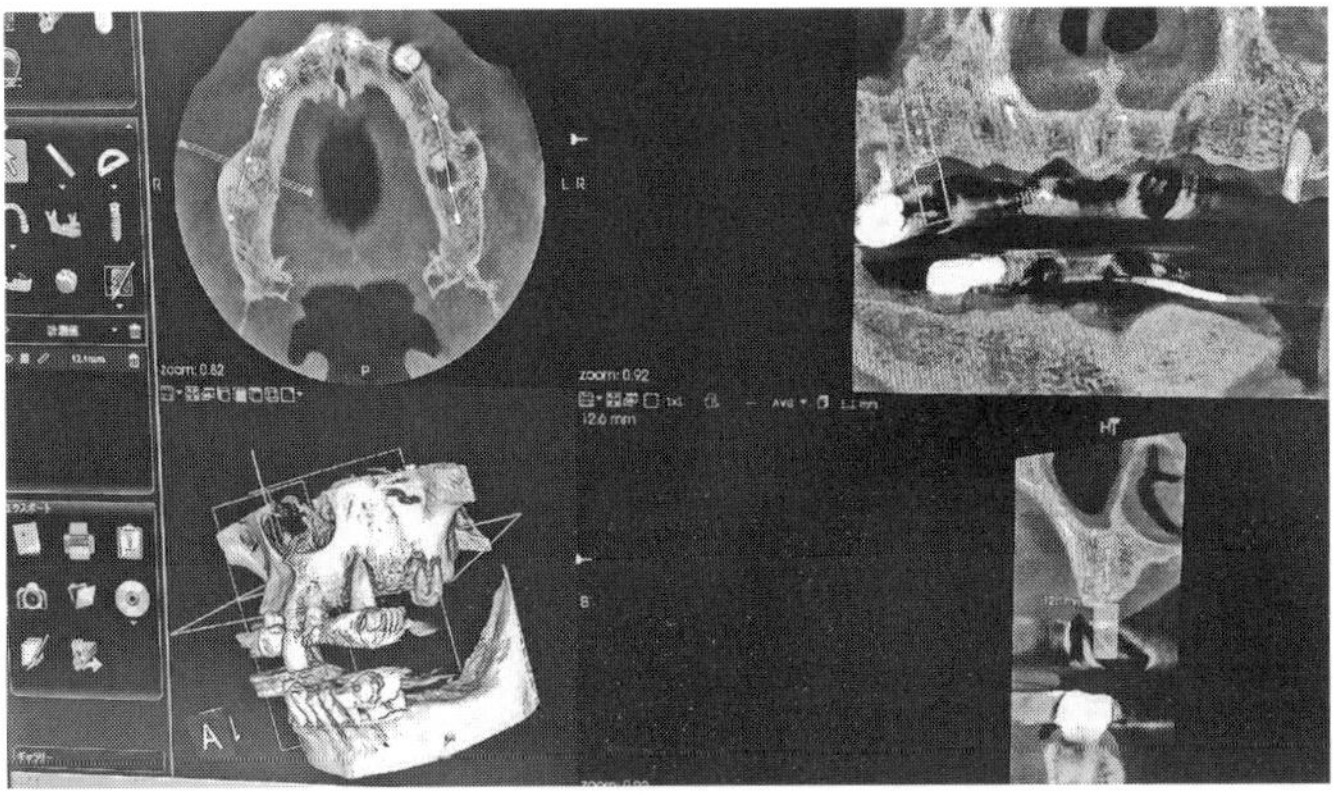

CT3D画像で総合的に判断。簡単と思われる症例でも多くの情報が得られる。

術は大変だとお考えの方も多いとは思いますが、臨床経験豊富なドクターであれば、CT画像（3D）や各種検査による総合的見地から、コンピューターシミュレーション診断に基づく詳細な治療計画を立て、それに沿って行いますので、手術時間も二、三〇分ほどで済みます。

海外在住でメンテナンスに通えなかった方

インプラント治療を受けたあと、海外での暮らしが長く続き、メンテナンスに通えなかったという練馬区にお住まいのSKさん（五十五歳女性）。

十八年前に左下奥歯をインプラントにしたのですが、一年ほど前被せ物が割れてしまったそうです。長い海外生活でメンテナンスをしていなかったため困っていたSKさん。「何とかしてあげて」という知人のご紹介で来院されました。

診断するとインプラントそのものの経過は良好で、また実績のあるメーカー品を使用していたため、今でも部品が入手可能で、被せ物を造り直して、噛み合わせの調整をして終了しました。

ただ、様々な種類のあるインプラントの不具合に対処するためには、少なくとも年間で百本以上はインプラントをこなしている臨床の経験が不可欠です。しかし、それだけの経験を持つ歯科医はそれほど多くないため、インプラント治療を受けた歯科へ通院できなくなった患者さんも当院を多く訪れています。

治療には長期的な視点と患者さんとのコミュニケーションは欠かせません。インプラントは治療後の十分なケアが長く持たせるコツですので、定期的に通院していただくことが重要です。

修理の実例

以前、他の院でインプラントをされて、不具合を起こされていた患者さんの例を見ていきましょう。

渡辺さん（七十五歳男性）は上下に四本ずつインプラントが埋入されていて、上部構造はバータイプのオーバーデンチャー（義歯にクリップをつけて、バーに引っ掛けるタイプのもの）になっていました。本人はせっかくインプラントにしているのに、何年も入れ歯なんて嫌だと言っていました。

まずは、インプラントの種類の特定に取り掛かりました。使っているインプラントはＩＴＩで三十年以上前のものでした。さらに内側にオクタ形状（回転防止機構）がないタイプのもので、現在主流のものとは違っていました。

当院では修理の症例が多くあるため、メーカーから必要なすべてのパーツを取り寄せて型を取りました。

今回のことでインプラントは固定式でないとうまくいかないと改めて思いました。義歯はすぐ壊れ、何度もクリニックに通わなくてはならなくなることがわかります。患者さんも外さなくてもいいし、よく噛めると感謝していただきました。今は定期的なメンテナンスをしに葛西から来ていただいております。

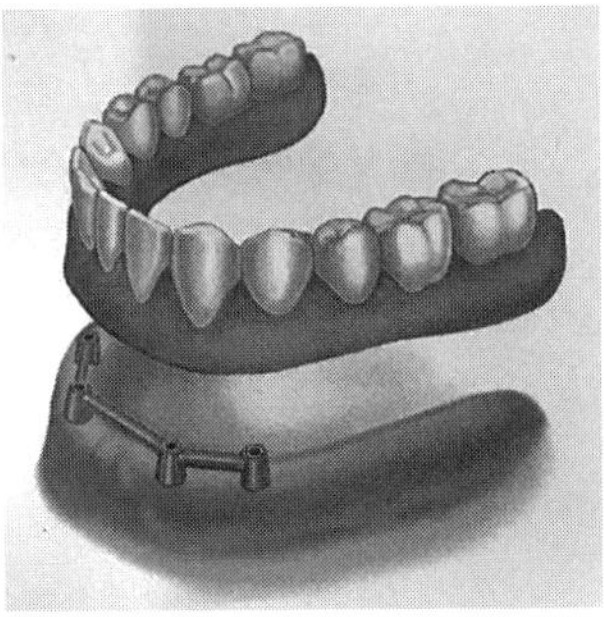

オーバーデンチャータイプ

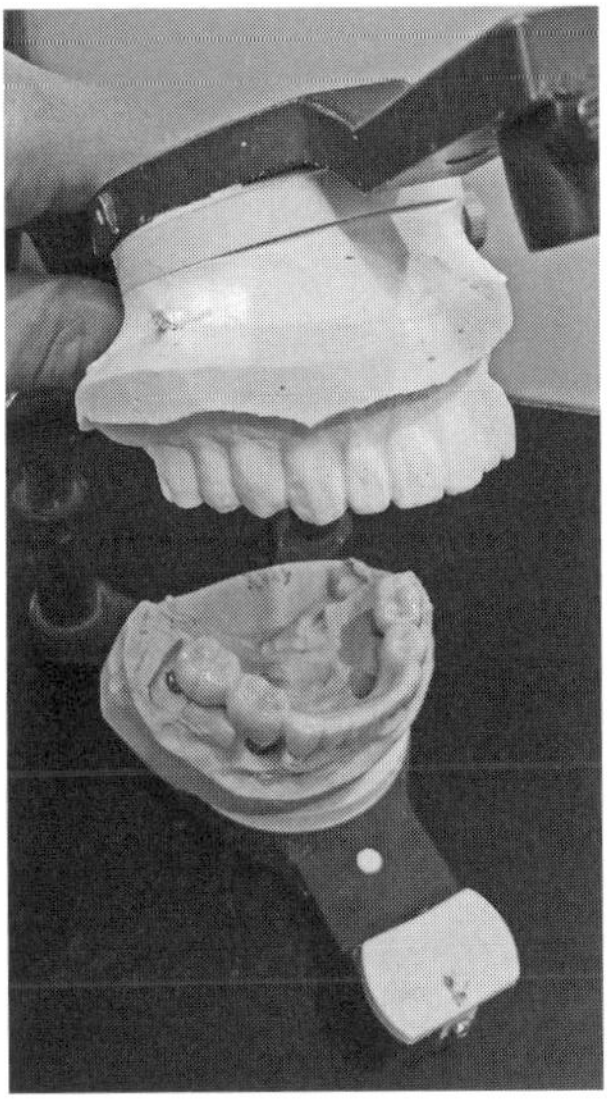

【修理の実例】
使えるインプラントは保存して、新しいインプラントと協力関係にさせる。

治療後の日常メンテナンスについて

＊＊＊＊＊

日々、多くのインプラント治療を行っていて思うことは、皆さん総じてメンテナンスについて軽く考えている、ということです。

インプラントは完成し噛めるようになると、みなさん安心して次第にインプラントのことを忘れていきます。違和感なく、自分の体の一部として使っていただけているわけで、そのこと自体は悪いことではないのですが、過去歯を失ったことの原因を忘れないようにしなくてはなりません。

口の中は体全体の中でももっとも菌が多い場所で、感染しやすいところです。常に菌の数を減らす（0にはならない）努力をしなければなりません。

当クリニックは完成したその日にタフトブラシと言われる歯ブラシの使い方を説明

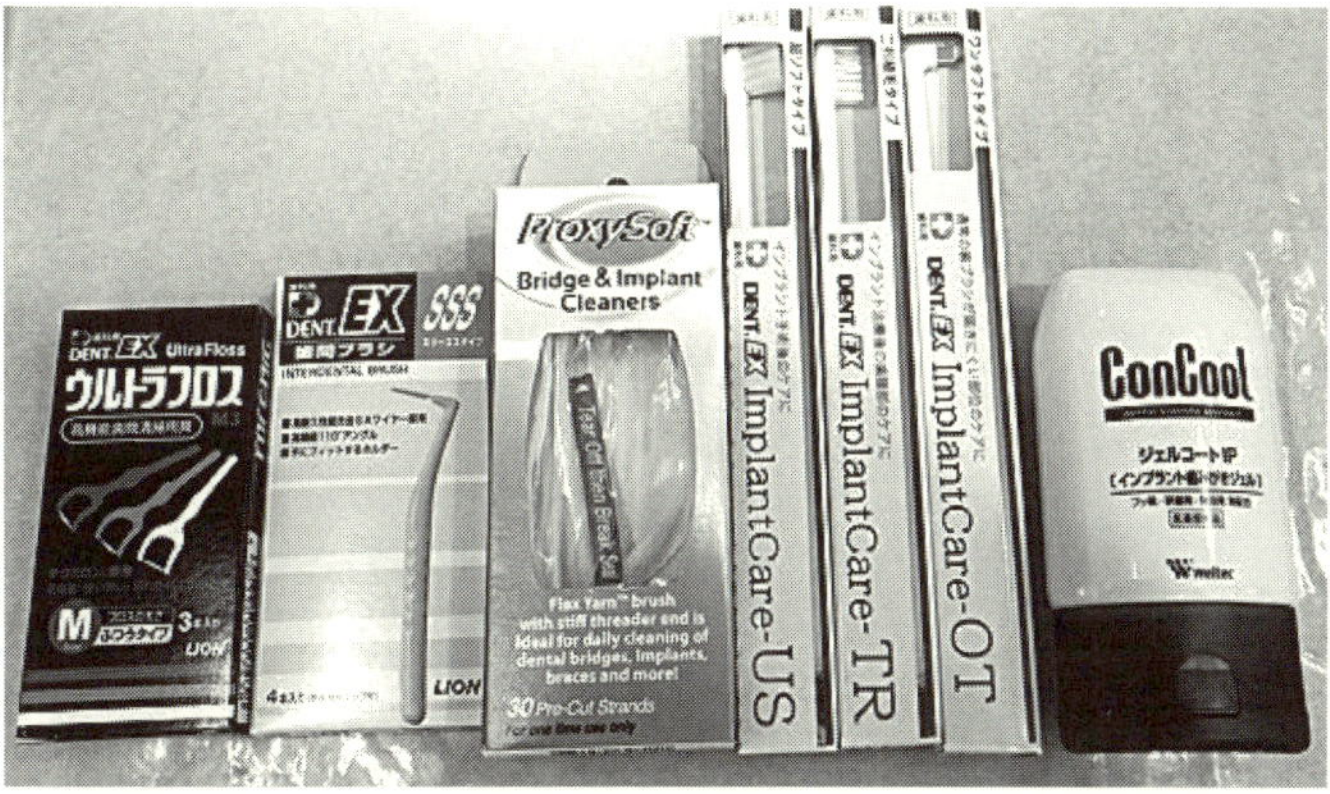

タフトブラシは特に重要です。歯頸部はプラークがたまりやすい箇所です。

します。インプラントのもっとも汚れがつきやすく、弱点となるがフィクスチャー（インプラント体）とアバット（土台）の境目の部分です。最近のインプラントはそれでも汚れがつきにくいように進化していますが、時間がないときはまずその部分を磨くように説明しています。歯間部およびインプラント間の隙間はスーパーフロス（写真）という糸をお勧めするのですが、かなり指先が器用でないと使いこなせません。人によって、歯間ブラシや細めの歯ブラシなど、使いやすいものを選び説明します。

当クリニックとしては結局来院しての掃除が一番きれいになるため、三ヶ月ごとに来ている患者さんもいます。

また、インプラントと天然歯の大きな違いは、天然歯のような防御機能がないこと、年齢と共に変化する周りの歯や骨、歯茎の状態に合わせて自然には動かない、ということです。よって、定期的に噛み合わせのチェックをし、調整する医院で行うメンテナンスも必須となるわけです。

うがい薬や歯ブラシもインプラント用のものも出ていますが、普通にドラックストアで売っているもので十分代用できます。せっかく噛めるようになったので長く良い状態を保っていきましょう。

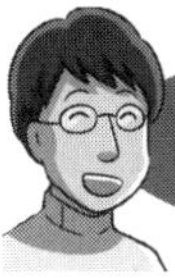

教えて!! 高田先生のQ&A 4

Q 他院でのインプラントのメンテナンスやクリーニングはできますか？

A 可能です。転勤による引っ越しやいろいろな事情で前のクリニックに通えない場合、できる限り今使っているインプラントを長持ちさせるため、メンテナンスは大切になります。気軽にご相談ください。同時に当院では保険治療も行っていますので、虫歯や歯周病のアドバイスも可能です。

Q 20年以上前のインプラントも修理可能でしょうか？

A 可能です。当院では常に多くのインプラントメーカーのドライバーやパーツを取り揃えています。メーカーとのコネクションも多いため、もし、どのメーカーかわからなくても調べることができます。口腔内のバランスをみて適切な治療をアドバイスします。

Q どれくらい長持ちするのでしょうか？

A インプラントは丈夫で長持ちしますが、永久ということではありません。ただし、治療後のメンテナンス（管理）をきちんとすれば、生涯使用にも耐えます。
長持ちさせるため、年2回の定期健診をお勧めします。

Q MRIが撮影できないと言われたのですが……。

A 特に問題ありません。過去に、インプラントの上にマグネットを使って固定するタイプの入れ歯があり、その際に磁石が画像を乱す場合がありますが、現在はほとんど使われていません。
インプラントの材質はチタンなので、他の金属より磁性が少なく、むしろ銀歯やブリッジのほうが影響があるかもしれません。MRIではインプラントは黒くぬけて写ります。障害陰影（アーチファクト）と言われる像は少なく、インプラントがどこに写っているのかを見つけられないくらいです。

第五章

治療において過剰な心配はいりません

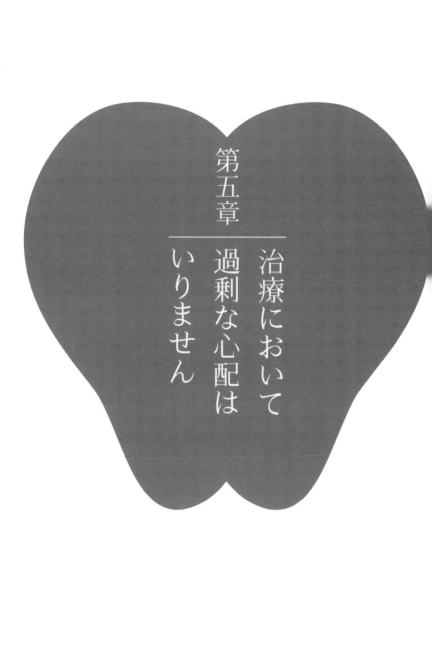

歯医者さんが怖い

今回は、歯の治療が長続きせず、あちこちの歯科を渡り歩いてもだめで、入れ歯が合わなくて気分が悪くなることもあったのに、なかばあきらめていたというMAさん（五十四歳女性）。私の雑誌のコラムをご覧になっていただいており、つくば市からわざわざいらしていただけました。

「歯の治療は苦手だけど優しそうで何でもお話しできそうだし、ずーっと連載されているし、この先生なら何とか我慢できるかもと、少し遠いのですが思い切ってやってきました」

歯科治療をあきらめてしまう方には、先生が怖い、怒られるのではないか、実際に酷く怒られたことがある、ということをおっしゃる方も実際にたくさんいらっしゃいます。それが心理的ハードルとなってなかなか治療に踏み切れないというのは非常に残念なことです。そこでしっかりお話をうかがい治療計画を立てたところ、

「待ち時間や金額面、リスクなど様々な方面から、親身に治療計画を立てていただいて感激しました」とおっしゃっていただけました。

よく噛めないとのことで診察してみると、二ヶ所の入れ歯も合わなくなっており、土台の歯も虫歯のため揺れています。年をとっても歯で悩まなくて済むようにしたいとのことで、ご相談の上、インプラント三本をうまく用いて残りの歯を最大限生かせる治療計画を作成しました。完治までは約二ヶ月の予定でした。

手術は、歯科麻酔専門医の監視の下、眠っている間に行い、気がついた時にはきれいに仮歯が入っていますので、「え、もう終わりですか」と驚かれていました。

インプラントが骨に定着し正式な被せ物になるまで、個人差はありますが、MAさんは一ヶ月半でした。先日もメンテナンスに来られたのですが、

「某紙にインプラントで苦労されている投書が載っていたんですが、そんなこともあるんですね、私はラッキーでした」

と満面の笑みが印象的でした。しっかり話を聞いてくれる医院を見つければ歯科治療は何も怖くなどありません。

手術の心配をしていた女性

インプラントは最近身近な治療になってきており、当院でも多くの手術が行われておりますが、手術への恐怖心が強い方はまだまだいらっしゃるようです。

三年間迷いに迷ったというRTさん六十二歳（初診当時）、女性。一度は当院の前まで来て引き返したこともあったそうですが、当院で施術された患者さんの、一ヶ月半で終了し、心配することは何もなかった、という記事を頼りに、意を決して来院されたそうです。

お話をうかがうと、虫歯の治療でずいぶん痛い思いをしたことがあったため、治療に対する恐怖心があったようです。当院ではインプラント治療は特別なものではなく、抜歯など他の治療と同じで、根の治療で長時間お口をあけているより、むしろ楽なことをお話しして、お口の中やCTによる骨の状態に応じた治療計画を詳しく説明いたしました。想像されていたよりも短時間で済むことがわかり、

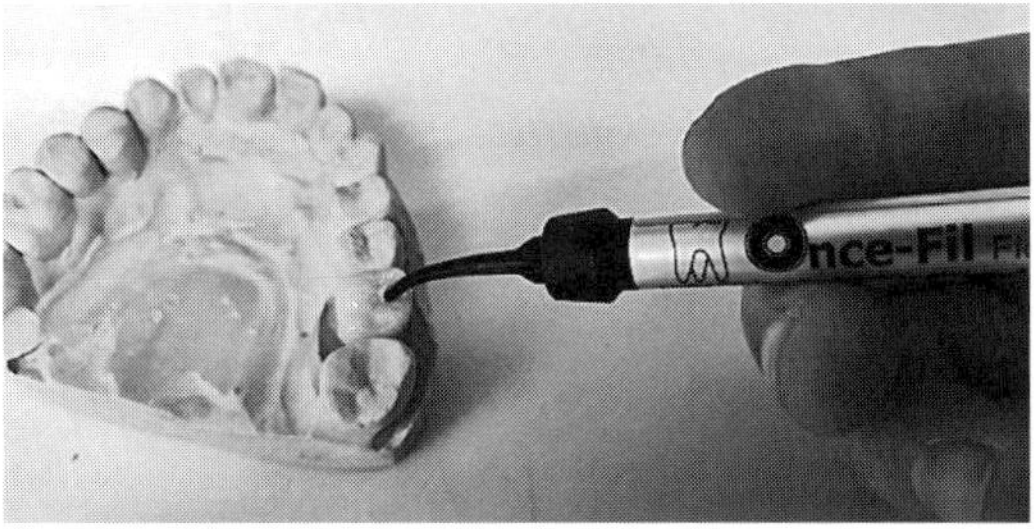

スクリュー固定式

当院の雰囲気からも得心されたようです。

インプラントと被せ物をつなぐには接着式とスクリュー固定式があります。RTさんの生活スタイルをお聞きしながら、状況に応じた双方の利点や弱点を詳しく説明するとスクリュー固定式にされました。施術後、「今までの心配は何だったのでしょう。全部聞けば済んだのに」と笑顔が印象的でした。

治療がどうしても苦手という方には、麻酔専門医監視のもと静脈内麻酔でウトウトしている間に終了する方法も可能です。

以前の治療で恐怖感が残る方

四十年前、地方の歯科で抜歯時に歯が一部残ってしまい、その残歯を取る際の麻酔なしの処置がものすごく痛くてトラウマになっていたというご婦人（ＴＳさん六十七歳）の話です。

両顎とも二・三本しか歯がなく、食事もとりづらくとても困っておられました。知り合いの歯科では入れ歯を勧められましたが、入れ歯にはいいイメージがなくどうしても決められなかったそうです。

そこで当院を知り、相談に来られました。元の歯に近い噛み心地で見た目もきれい、手術も歯科麻酔医の管理下でウトウトしている間に終わるというインプラントに強い関心を示され、「家でよく検討します」といったん帰られました。しかし、なんと数分後には再来院、治療となりました。

検査をすると、両顎ともに骨造成（※後述）をせずに治療可能でした。上顎は前歯二本がグラグラで長い間放置していたため、前歯部の骨がほとんど吸収している状態でしたが、奥の方は問題なく、バランスよくインプラントを埋入できました。上顎が終わった後すぐに下顎に着手しました。

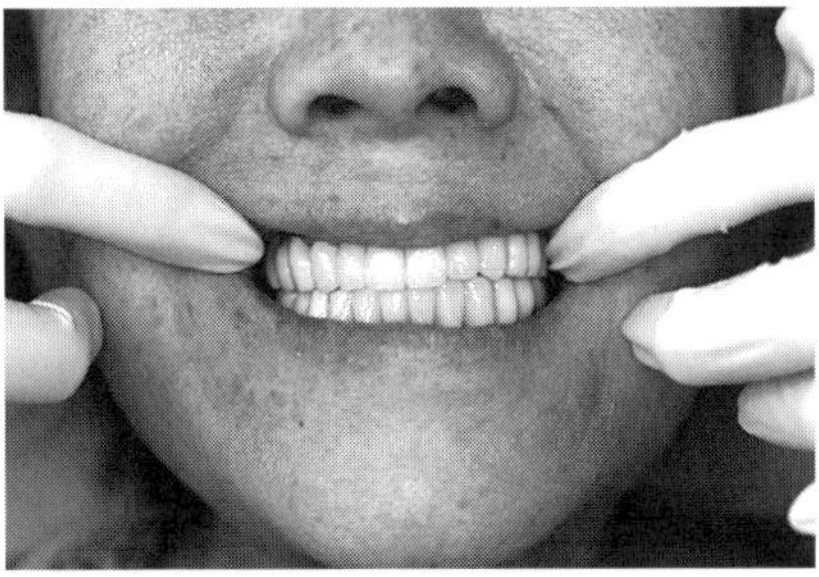

しっかり入りました

少しでも完成までの時間を楽に過ごせるようにと、必要な部分だけ抜歯して治療を進めました。下顎全体を三ピースで作りました（写真は治療終了後）。

奥歯が入ったとき涙ぐまれていたのには、お勧めした当院としてもとても感動的な瞬間でした。

骨造成とは

＊＊＊＊＊

最近よく聞かれる質問に「骨がないと他医院で言われたが大丈夫ですか」というものです。

ストローマンインプラントの場合6、8、10、12、14、16、……というように偶数刻みで色々な長さが用意されて骨の量によって使い分けます。また直径も3.3、4.1、4.8とあり、幅が狭いケースや咬合力がかかるケースで使い分けます。

しかし上顎の奥の方は上顎洞という副鼻腔が張り出しているため、十分な骨量がとれない場合があります。その場合はサイナスリフトという側面から骨を補填する方法があります。ある程度の技術と経験のある歯科医でないとこの手術はできません。ソケットリフトという歯槽頂部から骨を押し上げる方法もあり、よくネットなどで紹介されていますが、上顎洞の膜（シュナイダーメンブレン）は弾力性があまりなく、せいぜい1㎜程度の挙上のための手技に留めておく必要があります。

歯科医によっては必要のない骨造成を勧めることがあります。骨造成はどうしても腫れを伴う場合があります。必ずおさまるものでまったく心配ないのですが、必要性のない骨造成は感染の可能性を広げるのでやらない方が良いですし、まして費用を上げるためであれば言語道断です。

私が診療していて思うことは、半分くらいは骨造成自体必要がないケースではないかということです。

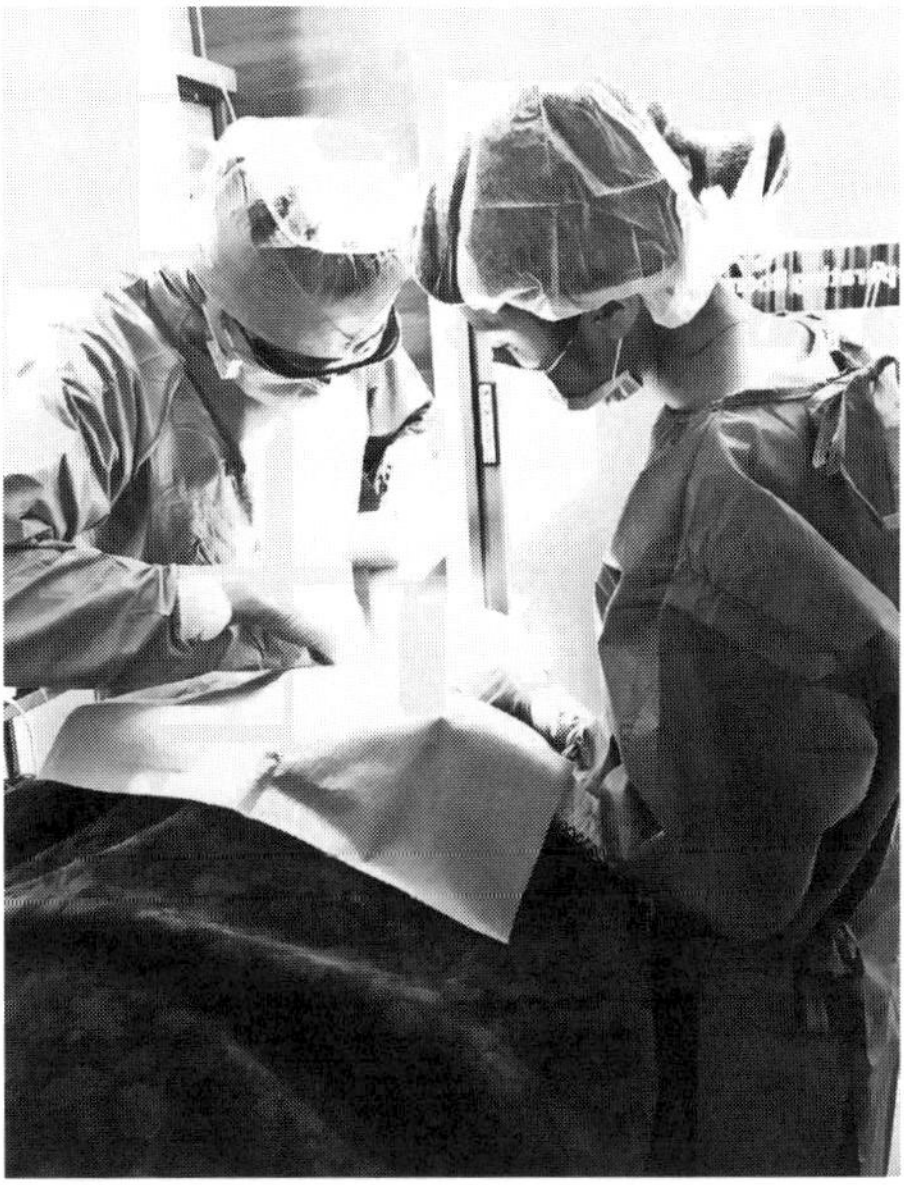
骨造成をするか見極めるにも経験が必要

インプラントメーカーについて

＊＊＊＊＊

インプラント治療を受ける際、大切になるのは、インプラントのメーカー選びです。当院では、治療後も長く安心して噛めるように、伝統と歴史のあるスイスのストローマンインプラントを使用しています。

近年、日本では百種類以上のインプラントが存在し、その中には考えられないほどの低価格で広告されているケースがありますが、安全性の面でははなはだ疑問があると言わざるを得ません。基礎研究と臨床実験に約三十年という長い年月を費やし、人体に応用してから半世紀近い歴史を持つインプラントで定着率、安心感はNo.1です。当院では、ストローマン社の最新のインプラントを使用しています。

ストローマンインプラントは、繊細な時計など精密機械産業が盛んなスイスで製作されているインプラントです。

五十年にわたり研究を基に改善されてきたストローマンインプラントは、埋入後、五、十年という長いスパンでの安定性があることが科学的な研究で実証されています。

また、上下顎共に、二ヶ月で歯を入れることができるという特徴があります。

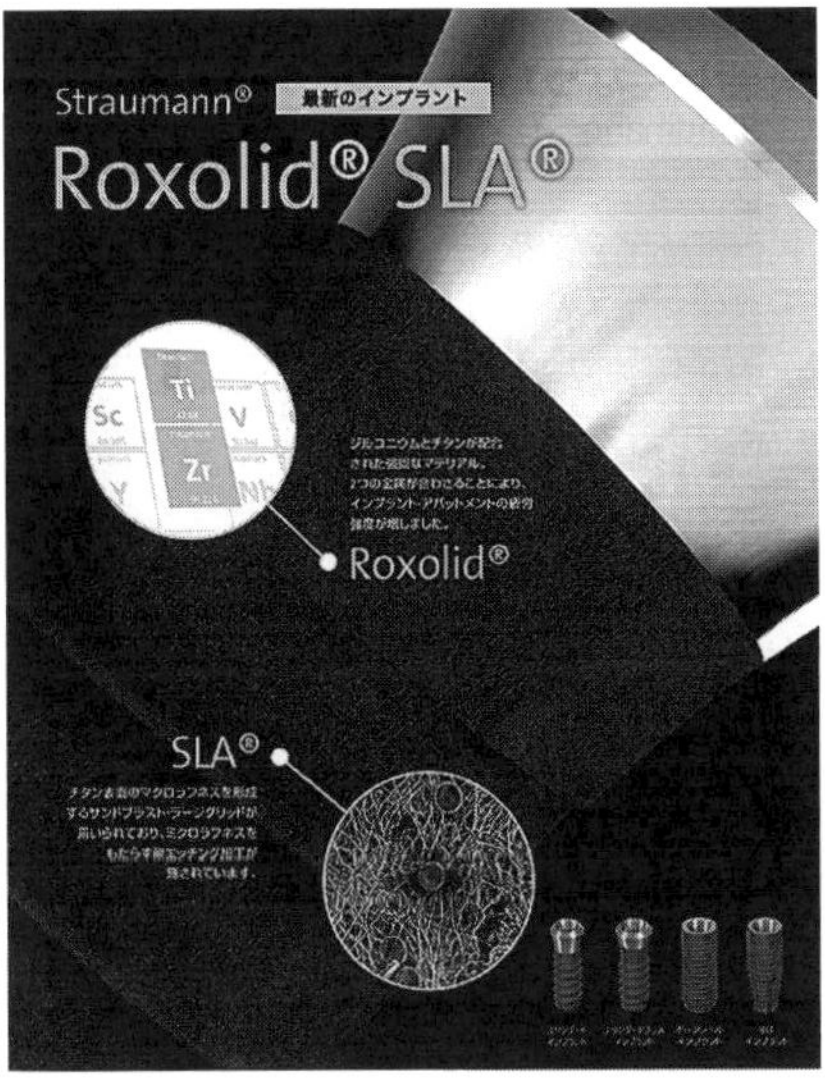

このメーカー以外は使用しません

そのため、高齢者や第一線で働いている方々を中心に「いつまで生きられるかわからないから、早く歯を作って」「仕事の関係上、六ヶ月も待てない」と患者様からの様々なご要望が近年増えていました。

当院はそのご期待に沿うかたちで、ストローマン（ＩＴＩ）インプラントを導入しております。

ストローマンインプラントの安全性と耐久性は、十年間の研究による実証データにも表れています。

ストローマンインプラントの歴史

- 一九五四〜一九七〇　時計機器用の材質検査および特殊合金の研究に特化
- 一九七〇〜一九九〇　骨結合用のインプラントの主要メーカーとなる
- 一九九〇〜二〇〇〇　その後イノベーションの基礎を築き、サーフェイス・テクノロジー界のパイオニアとなる
- 二〇〇〇〜現在　歯科分野における、インプラント、歯科修復、口腔組織再生、デジタルソリューションを合わせて提供できる世界で唯一のメーカーとなる

ＩＴＩインプラントの大きな特徴は、歯根部の「SLA」（Sand-blasted Large-grit Acid-etched）という表面性状にあります。

これはストローマン社が独自に開発したもので、表面に微細な凹凸があり、骨の細胞が入り込むことにより細胞活性が促進され、骨と結合しやすい構造になっています。これにより、インプラント体と骨の早期の結合が期待でき、良好な骨質の患者様なら約六週間と短期間で上部構造を装着することができます。

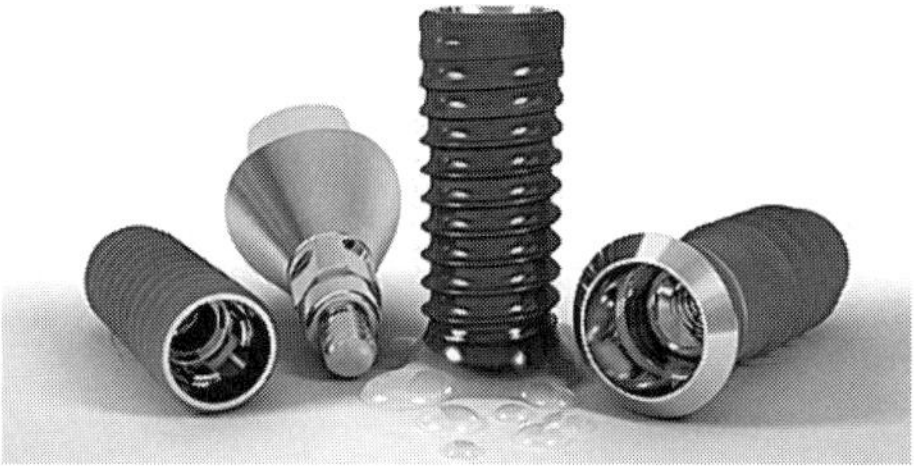

ITIインプラント

ストローマン（ＩＴＩ）インプラントは純チタンで製造されています。チタンは機械的強度が高く、長期的に生体適合性に優れた材質で合併症やアレルギーを起こしにくいことから医療業界でもよく使用されています。

SLA のコンセプトをもとに新しく開発されたのが SLAactive（エスエルアクティブ）です。

SLAactive は治療期間を約三～四週間にまで短縮できる革新的な治療法です。

SLAactive のインプラント体は、製造から輸送、保管、実際のオペまで生理食塩水に浸した状態で管理します。そのためインプラント体が直接空気に触れることなく埋入できることから、従来より血液がからみやすくなり、より高い周辺組織の親和性を得ることができます。

その結果、骨の早期形成が促進され、治療時間が最短で三週間と大幅な短縮が可能となりました。

治療時間の短縮は、患者様の負担軽減だけでなく、最も重要な治療初期段階においてインプラントの安定性、予知性を高めることにつながります。

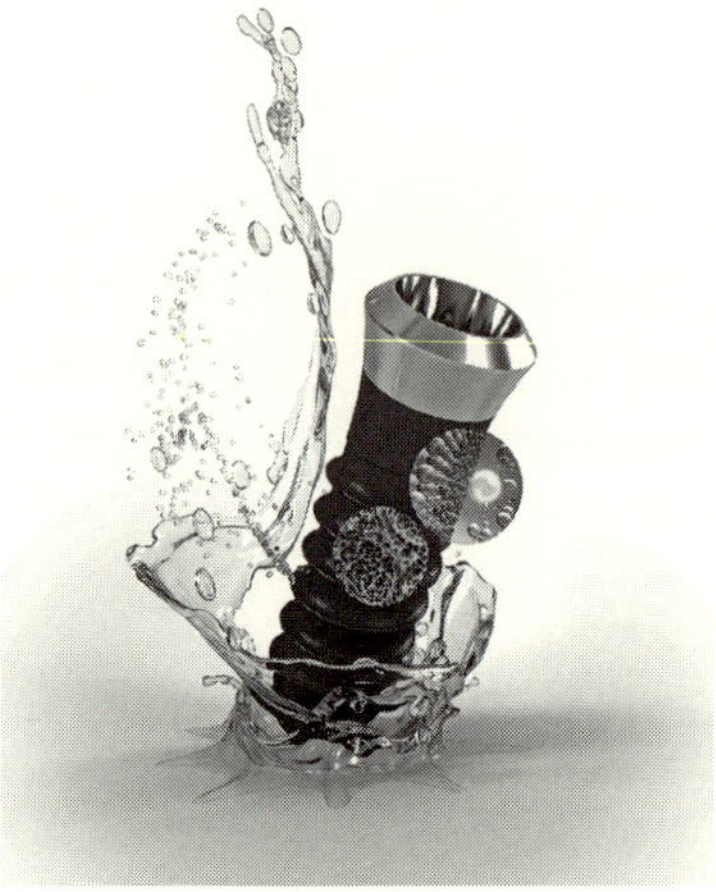

SLAactive

当院では、患者様の症状やライフスタイルに合った治療方針を提案いたします。

安心して治療に臨めるよう、専門的なトレーニング受け高いスキルを身につけた院長が治療に当たり、十分なヒアリングや検査、オペ、術後のアフターフォローまで責任をもって丁寧に対応いたします。

インプラントの価格・費用

＊＊＊＊＊

現在インプラント治療は保険適用外で自費治療となっています。しかし、診療内容に大きな制約が加えられている保険診療では、必ずしも最良の治療が受けられるとは限りません。保険が利かないことで経済的負担は多少大きくなりますが、十分な時間をかけてヒアリングと検査を行うことができるので、より質の高い、あなただけの治療が実践できるメリットがあります。

当院では総額で一歯につき三十万・三十五万・四十万です。この差は使用材料の違いによります。これは自費でブリッジにして白い歯にするのとあまり変わりありません。しかも料金には、検診・レントゲン・ＣＴ・手術代・再診料・予後のメンテナンスまですべてが含まれます。インプラントは術後のケアさえ適切に行えば一生使える

インプラント１本あたり

【検査費・CT撮影費・オペ費用込】

セラミックA	400,000円
セラミックB	350,000円
銀（ハイブリッドで白く）	300,000円

※当院での価格です。追加費用は一切かかりません。
10年保証付き。メンテナンスは年４回まで無料です。

治療法です。最後まで責任を持つために、術後のケア、再診料まで含めた総額制にしているのです。

自由診療は高いと思われがちですが、インプラントを二十年間使用した場合、一日三回食べるとして、二一九〇〇回の食事となり、一回の食事にかかるインプラントの費用は、一本当たりわずか十三円強です。例えば六十歳を機にインプラントにすると、平均寿命からいって二十年以上使用しますので、もっと割安になるわけです。入れ歯を何度も作り直したり、よく噛めなくて、肩こりや頭痛・腰痛に悩まされるならインプラントをと考える方が増えています。

また、インプラント治療にかかった費用は、医療費控除の対象となります。確定申告のときに申請すると、所得総額と治療費に応じて所得税が一部戻ってきます。

医療費控除は、納税義務者本人または本人と生計を一にする親族が一年間に支払った医療費が基準額を超えた場合に対象となります。

インプラント・自費治療は医療費控除の対象となります

〈医療費控除〉

・1年間（1月1日から12月31日）に医療費として支払った金額が、10万円以上210万円までが対象となります。

・医療費控除額＝（支払った医療費の額 － 保険金等で補填された額）－ 10万円（最高200万円）

表の見方（例）

所得金額　500万円の方（妻、子供2人、妻子所得なし）で、医療費が1年間100万円かかったとき…

100万円－10万円＝90万円が医療控除額となり、18万円が還付されます。

還付の内訳は所得税として、9万円、住民税として、9万円、合計18万円となります。

			A医療負担額 B医療費控除	100万円 90万円	
所得金額	税目	課税所得	税額	C減税額	C/A
500万円	所得税	2,615千円	261.5千円	90.0千円	
	住民税	2,980	198.0	90.0	
	計		388.5	180.0	18%

＊医療費控除は確定申告になります。源泉徴収票と領収書を税務署へご提出下さい。

医療費控除による減税額の目安

平成16年分以降

			A医療負担額 B医療費控除	20万円 10万円		30万円 20万円		50万円 40万円		70万円 60万円		100万円 90万円		150万円 140万円	
所得金額	税目	課税所得	税額	C減税額	C/A	C減税額	C/A	C減税額	C/A	C減税額	C/A	C減税額	C/A	C減税額	C/A
300万円	所得税	615千円	61.5千円	10千円		20千円		40千円		60千円		61.5千円		61.5千円	
	住民税	980	49.0	5		10		20		30		45		49	
	計		110.5	15	8%	30	10%	60	12%	90	13%	106.5	11%	110.5	7%
500万円	所得税	2,615	261.5	10		20		40		60		90		140	
	住民税	2,980	198.0	10		20		40		60		90		119	
	計		459.5	20	10%	40	13%	80	16%	120	17%	180	18%	259	17%
700万円	所得税	4,615	593.0	20		40		80		120		180		271.5	
	住民税	4,980	398.0	10		20		40		60		90		140	
	計		991.0	30	15%	60	20%	120	24%	100	26%	270	27%	411.5	27%
1,000万円	所得税	7,615	1,193.0	20		40		80		120		180		280	
	住民税	7,980	727.4	13		26		52		78		117		169.4	
	計		1,920.4	33	17%	66	22%	132	26%	198	28%	297	30%	449.4	30%
1,500万円	所得税	12,615	2,554.5	30		60		120		180		270		420	
	住民税	12,320	1,291.6	13		26		52		78		117		182	
	計		3,846.1	43	22%	86	29%	172	34%	258	37%	387	39%	602	40%
2,000万円	所得税	17,615	4,054.5	30		60		120		180		270		420	
	住民税	17,320	1,941.6	13		26		52		78		117		182	
	計		5,996.1	43	22%	86	29%	172	34%	258	37%	387	39%	602	40%
3,000万円	所得税	27,615	7,727.5	37		74		148		222		333		518	
	住民税	27,320	3,241.6	13		26		52		78		117		182	
	計		10,969.1	50	25%	100	33%	200	40%	300	43%	450	45%	700	47%

医療費控除の計算の目安…支払った医療費 － 保険金等での補填額 － 10万円 ＝ 医療費控除額

注）1．この表は、夫婦、子2人（17歳と12歳、妻子に所得なし）の家庭で、社会保険料50万円、生命保険料10万円、年金保険料10万円、長期損害保険料2万円の支払があるものとして、各種の所得控除を行い、税率を適用して、減税分相当額を計算したものです。平成16年度からの配偶者特別控除（38万円）の廃止は計算上考慮しております。

2．各税の税率は、平成16年分以降の適用税率による。なお、特別減税分は織り込んでいない。

医療控除の例

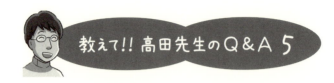

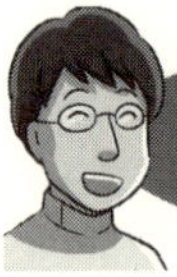

教えて!! 高田先生のQ&A 5

Q 怖がりで、大変な手術に思えて怖いのですが。

A お話をしながらやりますので、怖くないですよ。
通常のお子様の虫歯治療に使う麻酔を使うので、まったく痛みはありません。1本5〜15分程度で、場合によっては根の治療の方が長く時間がかかることがあります。
当院の麻酔は、お子様が麻酔後に「いつ注射するの？」と聞かれるぐらい痛みがわからないものです。
どうしても苦手な方は時間をかけてやりますし、鎮静という方法もあります。ご相談ください。

Q 糖尿病があるのですが、できるのでしょうか?

A 糖尿病でも、コントロールができていればインプラントはできます。基本的に、どんな既往症があってもコントロールができていればインプラントは可能です。心配があれば歯科医と相談し、内科医との連携をとるようにしてもらえばよいでしょう。

Q 金属アレルギーがありますが、大丈夫なのでしょうか？

A 金属アレルギーは主にニッケルやクロムが原因になります。その他、銀やパラジウム、水銀などで金属アレルギーを起こすこともあります。インプラントで使う素材はチタン製です。金属アレルギーの方のために、チタン製の腕時計も発売されています。このことから明らかなように、チタンは金属アレルギーを起こさない安全な金属です。

Q 骨が薄いと断られたのですが……。

A 骨が薄い場合、骨造成を行うことで可能になります。

当院ではサイナスリフトといわれる骨造成の実績がかなりあります。

ただ、骨造成は少し感染のリスクが増すためショートインプラントや角度の調整で回避することが可能な場合があります。

相談いただければ初回は無料CT相談が可能です。

Q 金額をできるだけおさえてインプラントしたいのですが……。

A 当院は世界でNo.1の実績を誇るインプラントのストローマンを使用しているクリニックで最安値です。提示してある金額が総額なのかどうかを確認しましょう。もちろん税込かどうかも。その上であとでどれくらい費用がかかるのかを知ってからでないと最初の金額だけ安かったということになりかねません。

インプラントは複雑で準備する物も多く、経費がかかります。症例数がある程度あり実力があるところでないと、インプラント治療ができる口腔外科の先生の出張代を払わされることもあるかもしれません。現在、インプラントのメーカーは把握できないほどの数が存在しています。もう会社自体がなくなったり、統合されて名前が変わってしまったものもあります。

金額をおさえてインプラントするためには長い目で見る必要があります。インプラントを入れた後、修理を繰り返すようなことは避けなければなりません。

当院で使用しているストローマンやブローネマルクシステムは歴史が長く信頼できます。体の一部になるインプラント（フィクスチャー）を歴史の浅い物を使用して安くするのは危険です。この点は外してはならないところだと思います。

第六章

私たちにお任せください

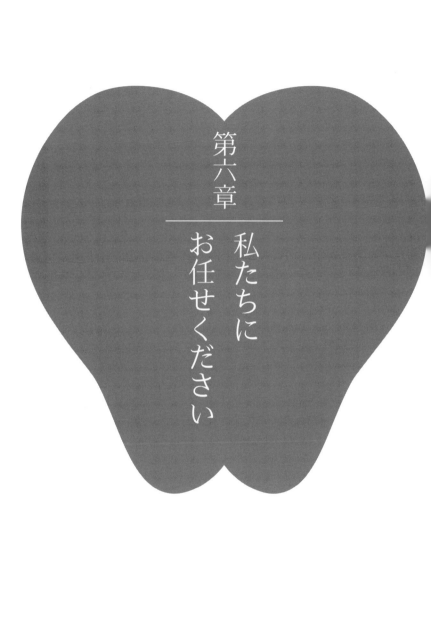

高齢でもあきらめない

今回は、ご主人やインプラント治療体験済みの母親からも勧められていたにもかかわらず、自分の歯の治療にそんなにお金をかけては申し訳ないとの思いから、治療を躊躇されていたご婦人。早目の適切な治療は長期的に考えるとかえって治療費の節約になることを知って、インプラント治療に踏み切り、元気を取り戻されたお話です。

インプラントは高いというイメージをお持ちの方が多いかと思いますが、先々歯にかかる治療費を考え、長い目で見るとイメージは変わってきます。

この方も費用面で躊躇していたお一人。お口の中は虫歯で片側の奥歯がなく、食事もとても苦労されているとのことでした。ご主人に話すとインプラントを強く勧めてくれましたが、ご自身では、この年齢で歯にそんなにお金をかけるのも……となかなか踏み切れなかったそうです。

しかし、前歯まで調子が悪くなって来院されました。実はお母様も七十代前半から当院でインプラント治療を受けておられたのです。非常に調子が良くて八十歳を過ぎた今もお元気でメンテナンスに通われているのですが、「絶対に良いから」とインプラントを勧めてくださっていたそうです。まずは調子が悪い前歯の治療をということでしたが、診察すると欠損した奥歯の治療を優先する必要がありました。

どこかの奥歯が噛めなく（使えなく）なると、歯全体のバランスに悪影響を与え、虫歯や歯周病の原因にもなります。その時その時の適切な選択が、長い目で見れば治療費の節約にもなるということを、いろいろな想定される症例写真などを見ていただきながら詳しくご説明すると、ようやくご納得いただけました。

抜歯の後は、従来入れ歯・ブリッジで補われてきました。しかしこれらは丈夫な歯を支えとして作成するため、支えとなる鉤歯に負担がかかり、徐々に歯が減ってきて最終的には総入れ歯となる場合が多くありました。その問題を解決したのが、他の歯にはまったく負担をかけずに治療できるインプラントです。噛み心地は本来の歯に近く、他の歯の健康を守るためにも役立ちます。

「先生のお話で正しく適切な治療の大切さがよく理解できました。今は何でも食べられるので食事も楽しみで、口元に自信が持てて自然と笑顔になります」

施術後にそうおっしゃっていただきました。

「ずいぶん悩んでいましたが治療して正解でした。勧めてくれた夫と母にも感謝しています」

既存歯を活かす取り組み

部分入れ歯をインプラントにして食事や会話の時の違和感やもどかしさが解消され、以前の活発な生活を取り戻されている府中にお住まいのＴＫさん（七十歳男性）。

当時はまだ周りにもインプラントの人も少なく、部分入れ歯にしたのですが、やはり食事のときの違和感がぬぐえず、つい外したまま噛める部分で食べたりしているうち、丈夫だった歯まで揺れてきたとのことで相談に見えられました。

入れ歯と違ってインプラントは物を噛む力を上げるだけでなく、残存歯の保護や骨の吸収を防ぐ上でも非常に有効な手段となります。特に奥歯の欠損をインプラントで補うことは、前歯にまで好影響を及ぼしますので、歯をなるべく残したい方にはお勧めです。

ＴＫさんの場合は、抜歯してからずいぶん時間がたっており、骨の吸収も進んでいましたので、まずはインプラントを埋め込む骨を造るところから始めました。精密検査（CT撮影）によって顎骨の状態を正確に把握し、3Dコンピューターシミュレーション診断で造骨や埋入部分の詳細な治療計画を立てました。入れ歯部分の左下奥歯にインプラントを二本埋入、半年ほどで造骨を含めすべて完了です。

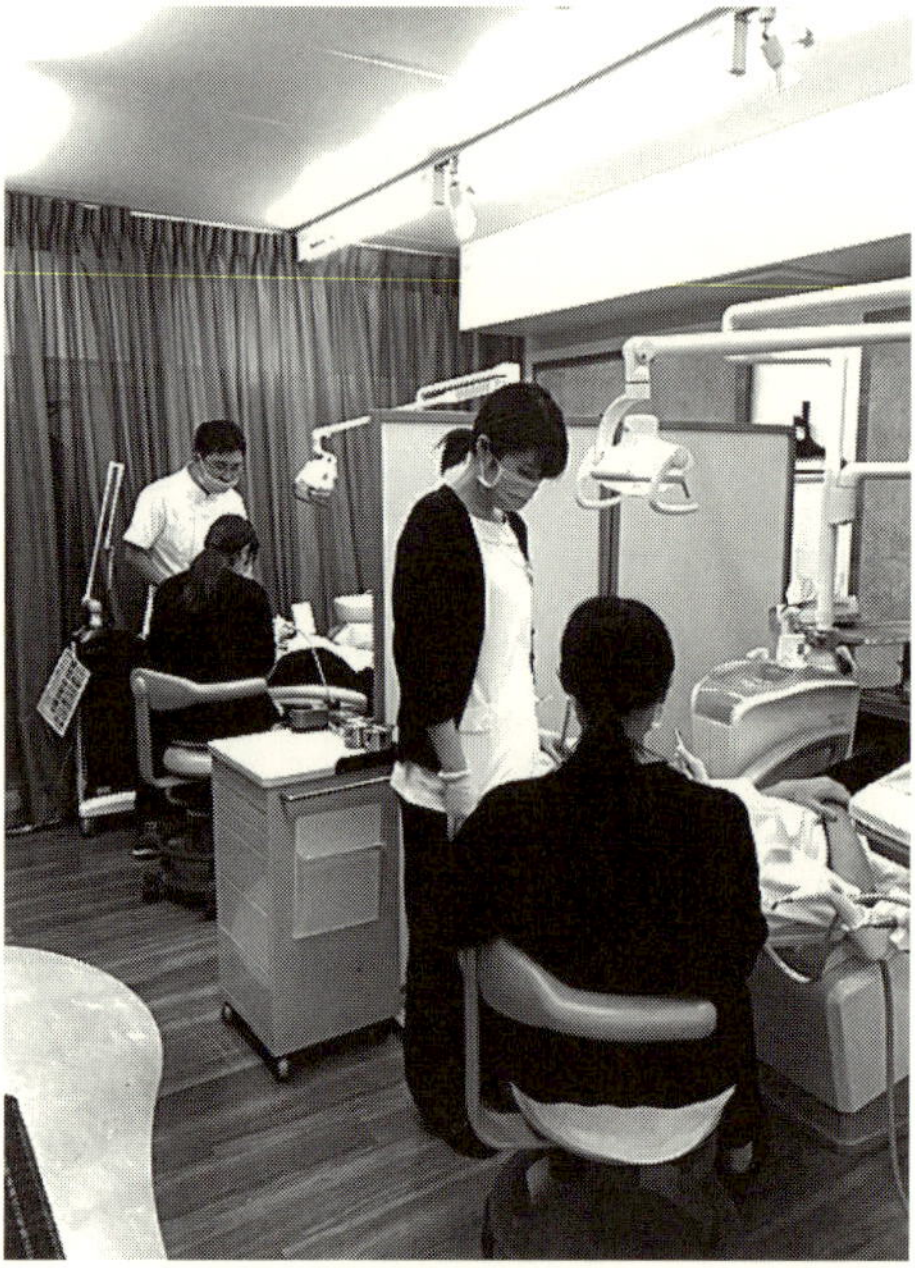

定期検診が大切

定期検診のたびに若々しくなられて、歌い方も以前に戻ったとコーラスグループでは人気を博しているそうです。

私の趣味・健康法

＊＊＊＊＊

歯科医師は体力と集中力が必要な職種だと思います。

インプラントに関しては特にそうです。

まず、大切にしているのは規則正しい生活です。夜十一時半には寝るように心がけています。一般的な睡眠時間より長いかと思いますが、一日集中するために夜更かしはしないようにしています。

昼休みは必ず三〇分の昼寝をしています。そうすることで仕事の集中力が上がり、精度も上がります。歯科医は治療をするだけではなく、患者さんとコミュニケーションをとり治療の説明をしなければならないため、気力が必要です。

魅力がある歯科医師は寝る必要があると考えています。

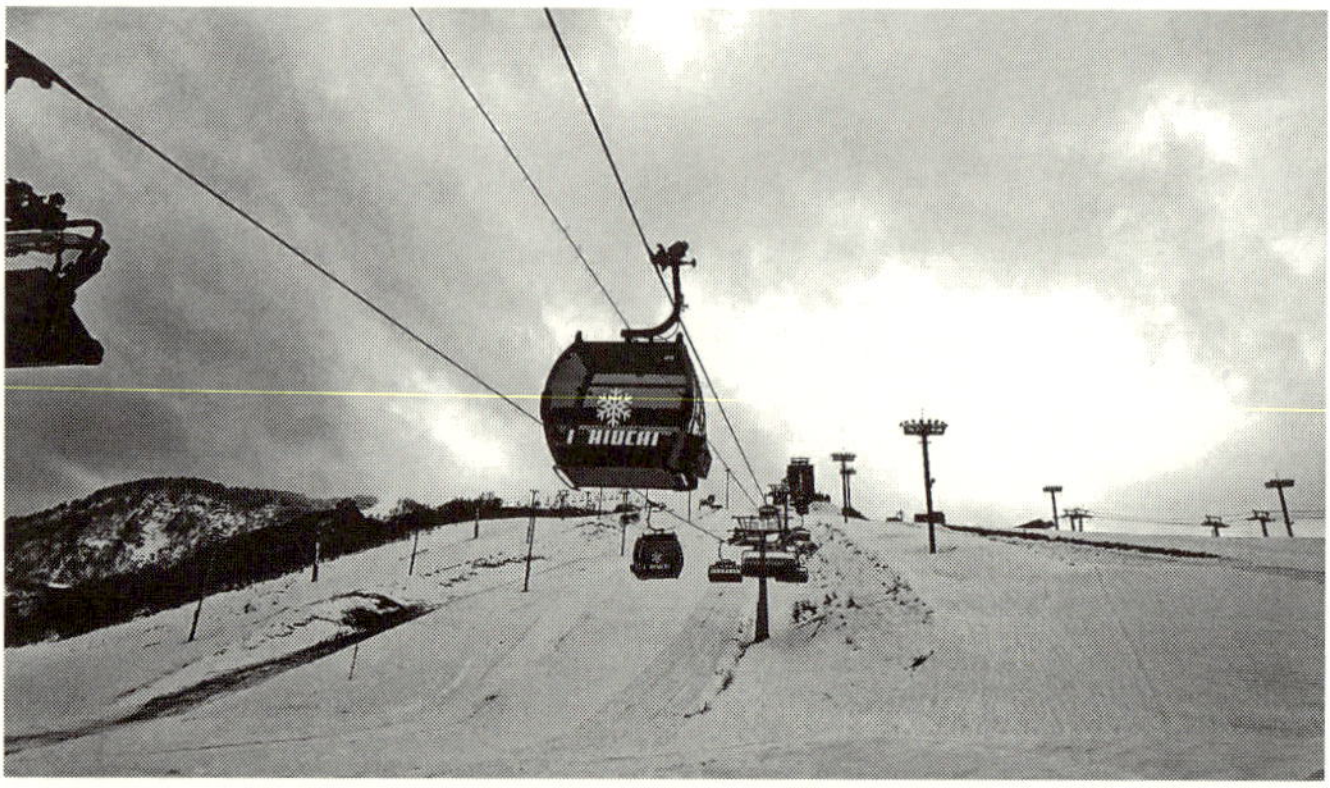

よく行く石打丸山スキー場

私は過去オフロードバイク、ロードバイク、バドミントン、スキー、卓球、ボクシングなどをやってきました。

開業するにあたって、大好きなオフロードバイクは売却しました。怪我をして患者さんに迷惑をかけたくないからです。仕事上いつも同じ方向にかたむいているため一生続けられて左右対称のスポーツをしようと思いスキーを選びました。もちろん競技をやっていたわけではないので上手ではないのですが、体の使い方、股関節の使い方は顎関節や全身のバランスに通じるものがあると思いました。

体を動かすことが若い頃から習慣のため、仕事が終わった後お酒をゆっくり飲んだり、テレビを見たりするよりトレーニングをすることの方が個人的にストレス発散になります。

具体的に有酸素運動2に対し筋力トレーニング8を行うようにしています。筋力トレーニングはマシーンを使い100％追い込むのではなく70％くらいでほぼ毎日行いスピード重視で行います。

スポーツをするときに実践的に体が使えるようにトレーニングしています。体幹トレーニングは二日に一度行い、重心の位置とバランスを整えるようにしています。

食事について

＊＊＊＊＊

インプラントと食事は切っても切れない関係にあります。

食事は気をつけていたつもりでしたが、子供が三歳、私が三十八歳の時に釣りに行った時の写真を見て、自分の後ろ姿があまりに太っていることに気づきました。運動していたのですが、忙しさで食生活が乱れていました。

ＭＦＰ（マイフィットネスパル）というアプリで解析していくと自分が気づかないうちに油分や塩分、炭水化物をとりすぎていることがわかりました。

インプラントをやっていて健康の大切さを伝える立場にいるのにこれではいけないと、食生活を見直しスタートしました。

まず、人参等の根菜を多くとり、加工食品を少なくし脂肪の少ない良質な肉をとる

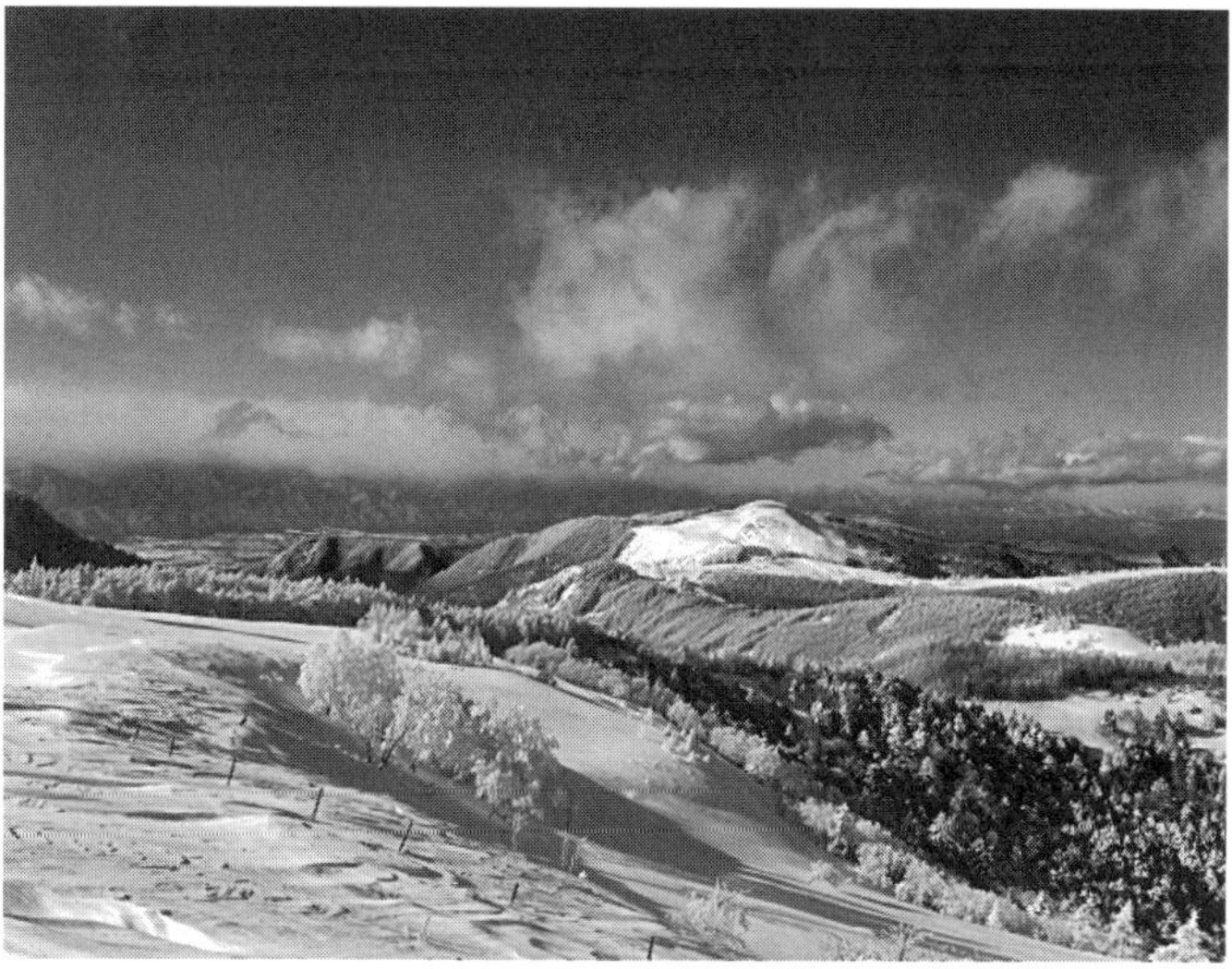

雪山行きも楽しみの一つ

ように心がけました。体脂肪が減り筋肉量も増えてくると最初は体力が落ちているかと思いましたが、集中力と気力と体のキレが良くなり、これからも続けていこうと思いました。

仕事上室内にいることが多いため、子供と定期的に雪山に行くのは一つの楽しみです。

チームとしての取り組み

＊＊＊＊＊

最近では八十歳以上の方のインプラントをするケースが増えています。糖尿病や高血圧など注意しなければならないケースもありますので、問診が大切になってきます。

当クリニックでは、提携の大学病院から麻酔科の医師を呼んで治療することも可能です。麻酔科の医師は普段は大学で全身麻酔をかけているプロ中のプロです。内科的知識と経験が豊富なので安心して治療を受けることができます。

全員に必要な処置ではないのですが、目安としては全身疾患をもっている方、五本以上の方、また極度に不安が強い方が対象になります。

静脈内鎮静は全身麻酔とは違って胃カメラを飲むときに使うようなウトウトとする

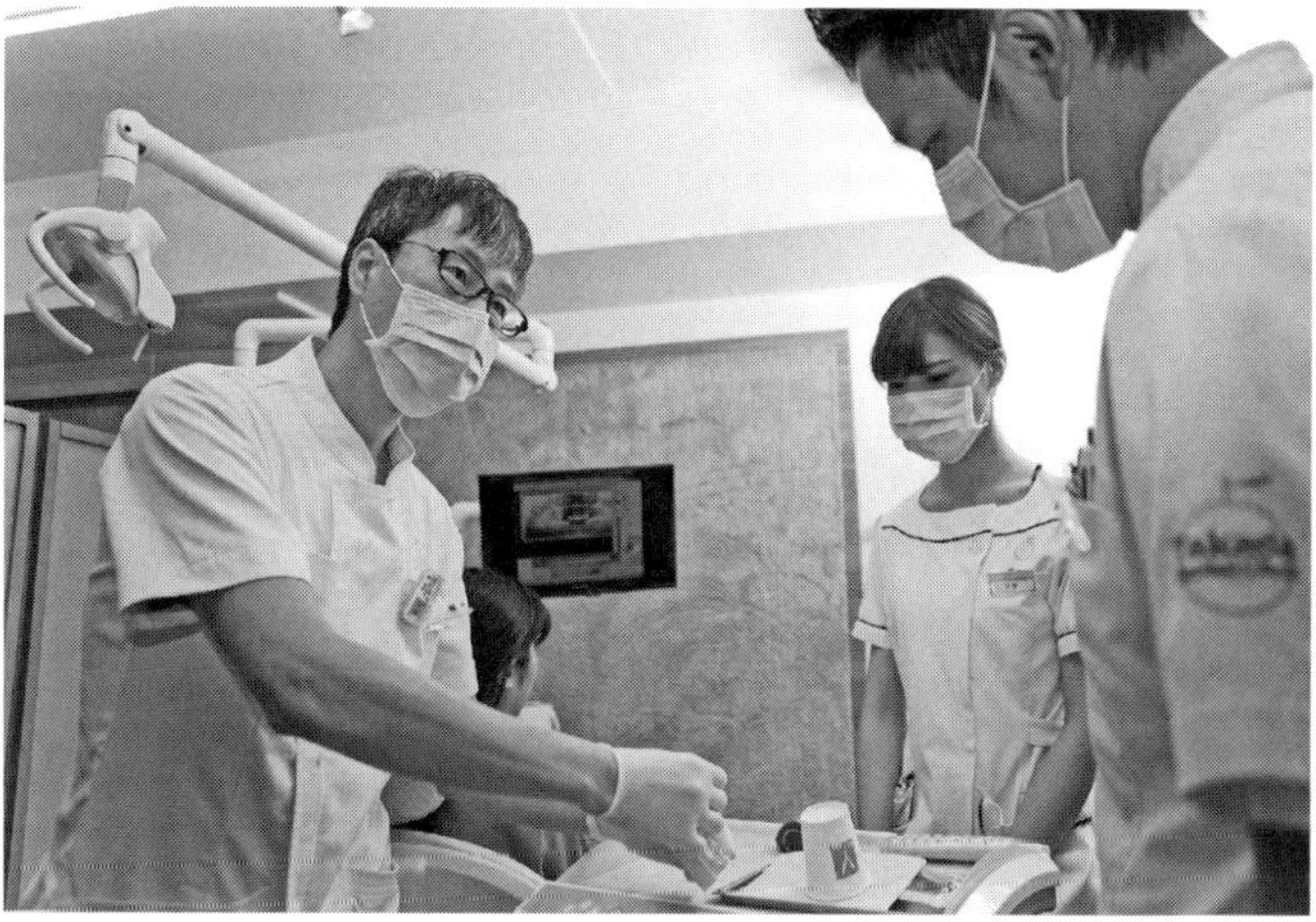

綿密に打ち合わせ

くらいのものです。血圧やルートはとりますが、そこまで深刻に考える必要はありません。

やられた方は顎が疲れなかった、気づいたら終わっていてラクだったとのお声を聞きます。

よくインプラント治療はどれくらい時間がかかりますか？　と質問を受けます。

実はインプラントの手術自体の時間は一本一五～三〇分くらいで残りの時間はほとんど説明に使っています。本当は一本一五分くらいで終わってしまう場合でも「説明を入れて一時間くらいです」とお話しします。当院では改善を続けて、より実践的な

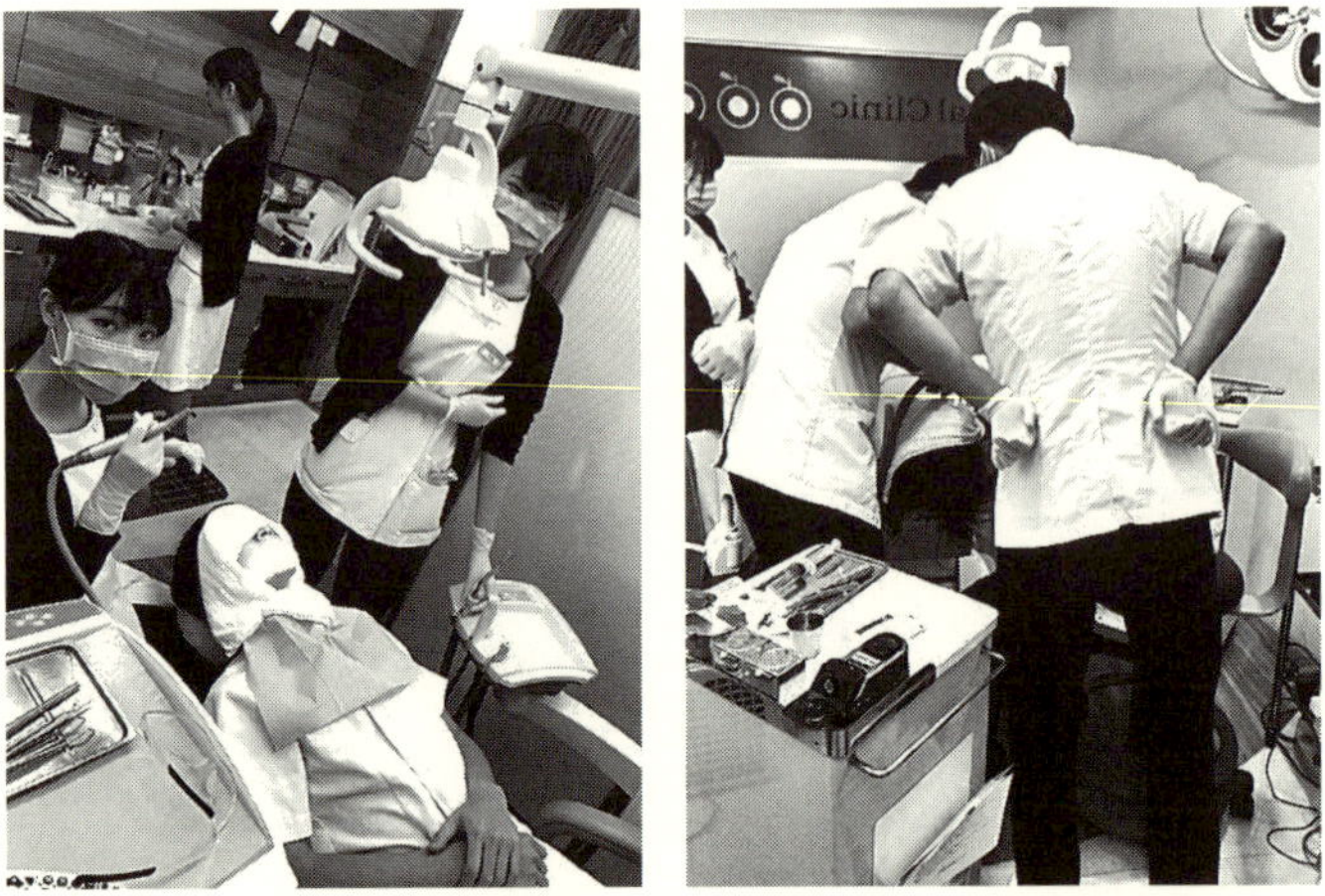

(左)リラックスして治療・メンテナンスを (右)症例を共有

説明資料を使っています。患者さんにより理解してもらうために、日々スタッフは練習しています。

技工所においても日本屈指のインプラント専門の技工所と提携しています。その技工所は多くの症例を扱っているため、細かくこちらからの指示とフィードバックを繰り返しています。大型のインゴット(削りだす前のジルコニアのかたまり)を精度高くミリングできるのは、ここしかないでしょう。

歯科治療は誰にとっても怖いものです。

当クリニックでは待合室に緑を育てるなど、少しでもリラックスしていただけるように日々心がけております。

荻窪について

＊＊＊＊＊

私は前に書いたように北九州、山口、熊本、岩手、青森、千葉、八王子と渡り歩いてきました。どこの地区も素晴らしい所ばかりでしたが、インプラントを身につけるために住んだ西荻窪はまるで以前から住んでいたかのように、居心地が良かったです。遅くまで仕事をした後、今はもう閉店してしまっている定食屋でその日の反省をしたものでした。西荻窪で知り合った方に、どうしてもこの荻窪で開業したいとお願いし、開業場所を探していました。ある日の早朝に電話が鳴り、「先生良い場所がありました」と話があり、その瞬間に飛び出していました。ここだと思いその日のうちに申し込みをしてしまいました。運命的な出会いとしかいいようがありませんでした。

荻窪は一度住むとずっと住みたくなる町です。近くには吉祥寺や高円寺などがあり

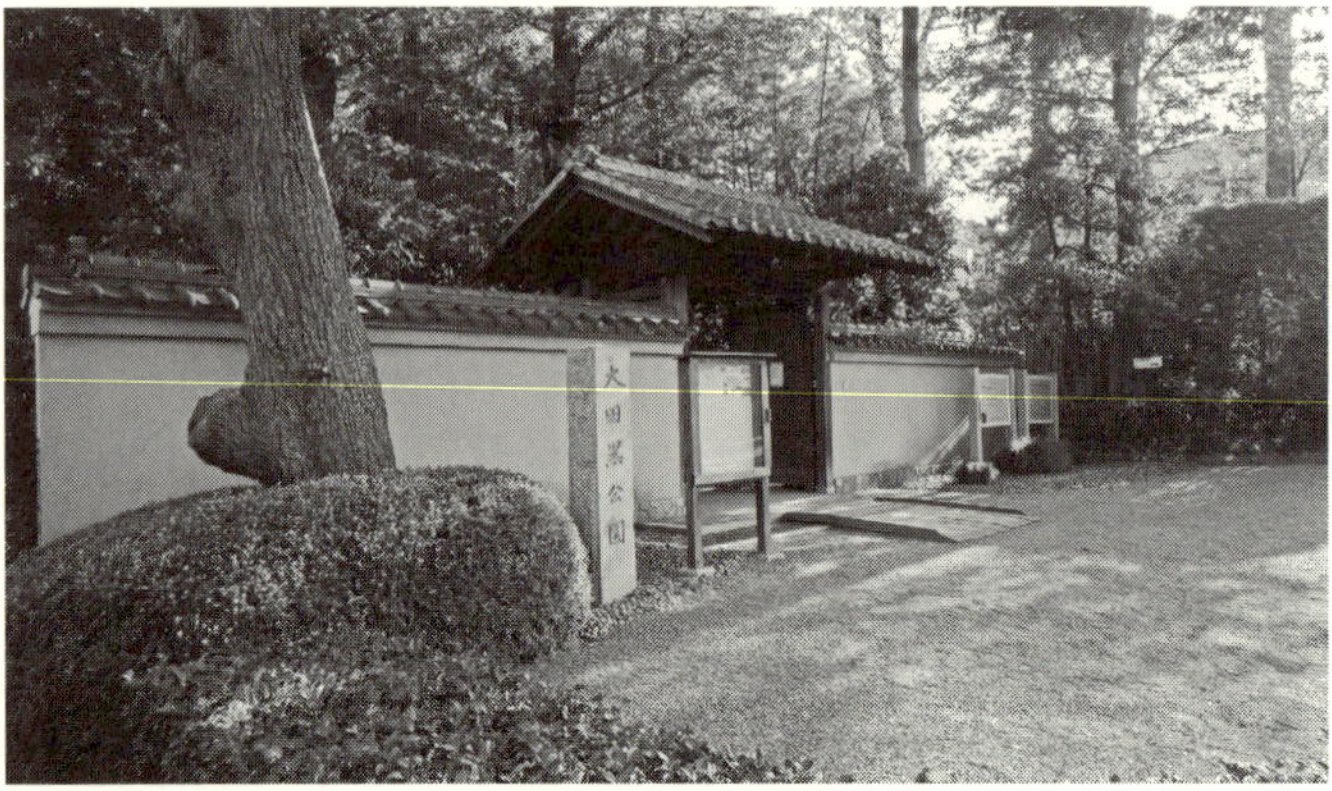

太田黒公園入口

ますが、それらより地味でどちらかというと年齢層が高い人が多い印象です。

その分、治療をする時の理解度は早くて正確です。

歴史的に見ると、大正から昭和初期にかけて、住宅地として発展し、与謝野晶子、鉄幹、角川源義、井伏鱒二、太宰治などの作家、芸術家、多くの文化人が移住してきた地です。

私はちょっとした時間に太田黒公園や角川庭園を見たりして季節の色や匂いを感じるのが大好きです。新宿に近いせいか、飲食店もやや小さくてこだわりのある物が多いのです。

次の項目では荻窪の町で私のお気に入りの場所をいくつかご紹介したいと思います。

荻窪散歩

＊＊＊＊＊

インプラントの施術は、手先を使う細かい作業の連続で、非常に集中力を必要とするものです。患者様のためにも私自身が常にフレッシュな状態でなければいけません。

施術の合間、お昼休みなどに大好きな荻窪の町を散策し、リフレッシュを心がけています。そんな荻窪の散策コースから、特に私のお気に入りの場所をいくつかご紹介したいと思います。当院にお越しになられた際には、是非足を延ばしてみてはいかがでしょうか。

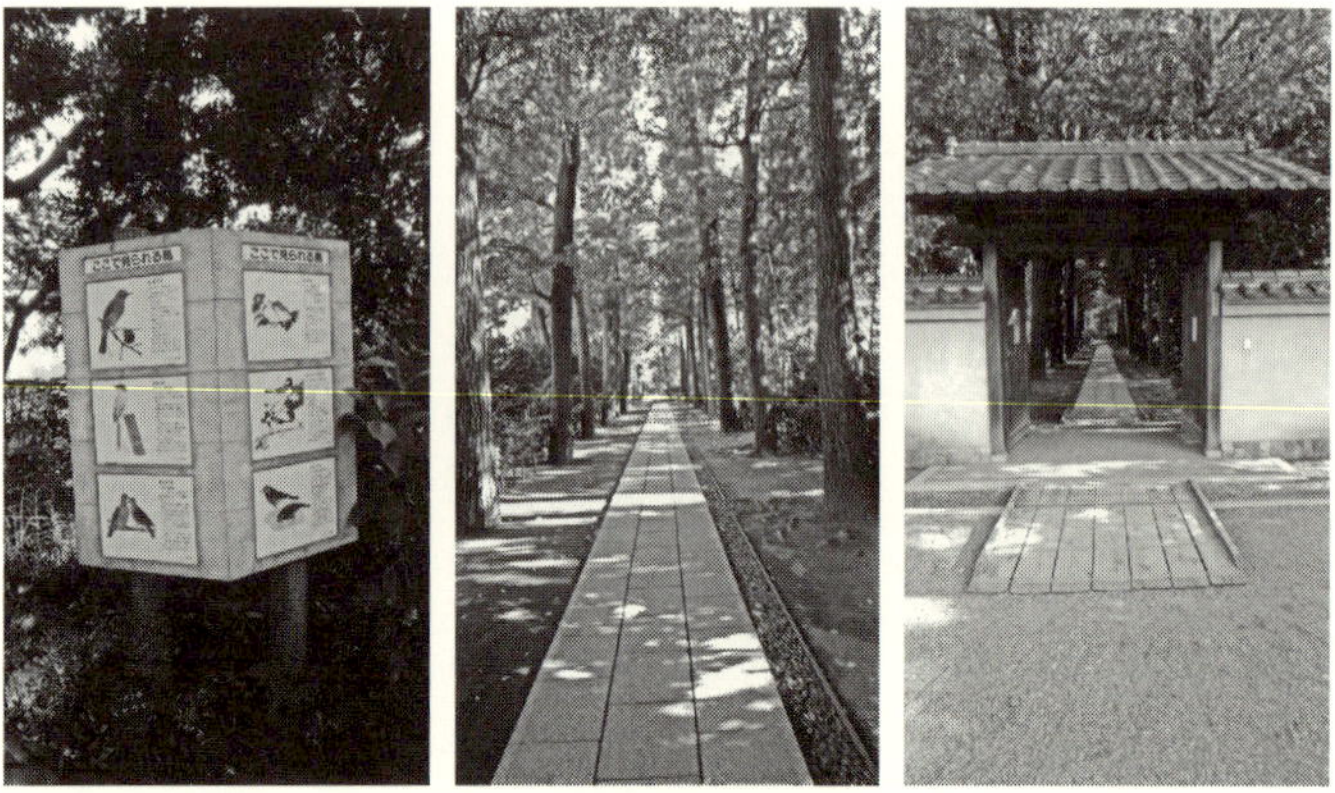

太田黒公園

【太田黒公園】当院より徒歩五分

南口の住宅街を歩いていくと、重厚な総檜の門が現れます。杉並区立公園としては唯一の回遊式日本庭園である太田黒公園です。時代を感じさせる門をくぐると、白い御影石の園路がまっすぐに延び、両側の大イチョウに圧倒されます。数十メートル奥にある庭園の静けさが、伝わってくるような佇まいに、ここが都心からわずかの住宅街であることを忘れさせてくれます。

園路を進むと管理棟が見え、その向かいに園内に来る鳥たちの説明板があり、この場所が彼らにとってのオアシスであることがわかります。立派な茶室を横目にさらに進むと、中央に芝生の広場と木立をぬって細い流れが見えてきます。細流の流れつく大きな池には悠々と鯉が泳ぎ、季節ごとに咲く花々や秋の紅葉が、心を癒してくれる、そんな場所です。この地に住んだ音楽評論家の太田黒氏の記念館や休憩室などもあり、憩いのひと時をゆっくりと過ごせるお勧めの庭園です。

・太田黒公園　東京都杉並区荻窪三丁目三十三―十二
午前九時から午後五時（入園四時半）

【角川庭園】　当院より徒歩一〇分

太田黒公園よりさらに五分ほど歩くと、こちらも四季折々の花々が楽しめる角川庭園があります。その名の通り俳人で角川書店創設者の角川源義氏の邸宅だった場所です。邸宅は改修され「幻戯山房（すぎなみ詩歌館）」として、国の登録有形文化財となっているようです。石畳の小径を歩き、水琴窟の心地よい音色に耳を澄ますと、とても落ち着き穏やかな心持になれます。

・角川庭園　杉並区荻窪三丁目十四―二十二
午前九時から午後五時

【善福寺川緑地】　当院より徒歩七分

当院のある商店街を抜けると、善福寺池を源流とする善福寺川がゆったりと流れています。蛇行しながら南側へ流れるこの川の両岸には桜並木が続き、都内有数の花見の名所としても知られています。桜から秋の紅葉まで、様々な植物や花たちが目を楽しませてくれます。そしてここを訪れる鳥たちの囀りと、川のせせらぎを聞きながら散策すると、さらにがんばろうという力をもらえるような気がします。荻窪に多く住んでいた作家・文豪たちの歩みに自分を重ね、さらなる研鑽へ向かう活力を養える場所です。

・善福寺川緑地　杉並区成田西四丁目付近
常時開園

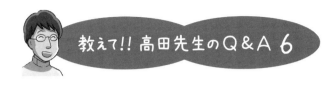

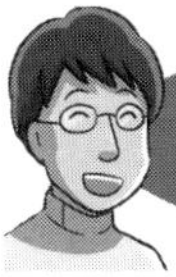

教えて!! 高田先生のQ&A 6

Q 高齢ではできませんか？

A 可能です。85歳以上の方が普通にインプラントを行っています。
最近（H29年度）では、毎日のように相談にきます。
年齢であきらめる必要はありません。
逆に19歳以下では骨の成長が残っているためできません。

Q 手術時間はどれくらいかかるのでしょうか？

A 時間がかかると誤解している方もありますが、2〜3本のインプラントであれば、麻酔から縫合まで30分もあれば終了します。高度なものでも1〜2時間もあれば終わりますし、そのまま帰宅していただけます。入院などの必要もありません。

Q 痛いように思われるのですが、痛みはどうなのでしょうか？

A 痛みはまったくありません。通常、3歳のお子様に虫歯の治療をするときに使用する麻酔と同じ麻酔を使います。痛みに関して、どうしても強い不安をお持ちの方には、ウトウトして不安や緊張を取り除く『静脈内鎮静法』という麻酔を行うことができます。

大学病院から麻酔専門医が、各患者様に問診し最適な麻酔薬を選び、心電図、血圧、心拍数、血中酸素飽和濃度をモニタリングしながらオペをおこないます。もちろん、副作用や後遺症などありません。

オペ後に患者様にお話を聞くと、気づいたら終わってる感じとのことです。『静脈内鎮静法』により快適、より安全にリラックスした状態で手術を受けていただくことができます。

Q 友人が危ないのでないかというのですが……。

A 大丈夫です。むしろ本当に喜ばしいことなのですが、当院では友人の輪が広がって紹介を多くいただいている状態です。

インプラント自体世界中で行われていて、長い歴史もあります。その以前にはブローデマルク教授によって動物を使った研究も13年間行われて、その後身近の方にインプラントを行ったという慎重すぎるぐらいの経緯があります。

当院でも毎日のようにインプラントを行っており90歳の方もいます。

危ないものであれば、当クリニックの医師がお勧めしていません。

当院で治療を受けている患者様の話を聞く機会があれば、インプラントは素晴らしく噛める治療だとわかると思います。

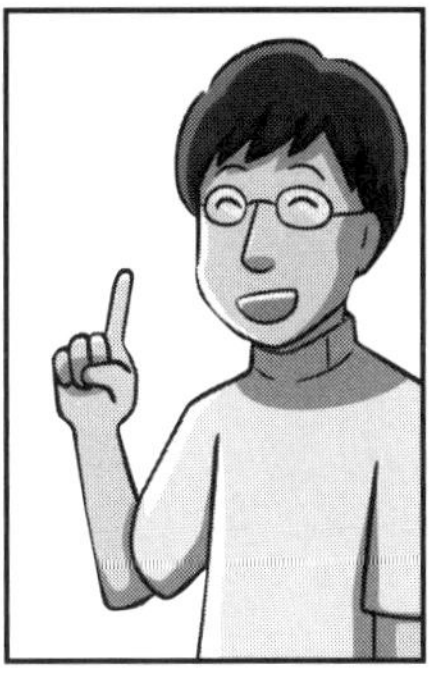

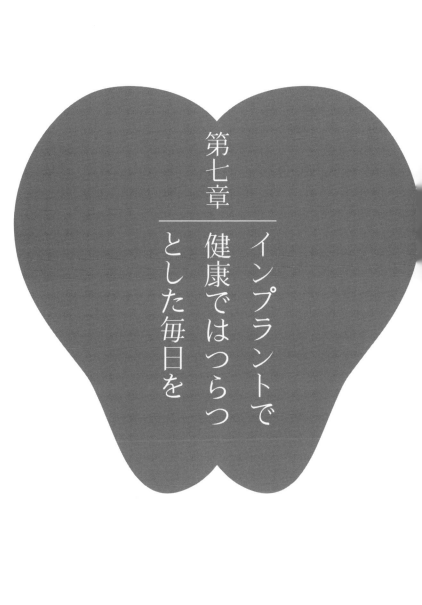

第七章

インプラントで健康ではつらつとした毎日を

患者さんからのお便り

今まで当院の紹介やインプラントの良さについて、様々な方向から書いてきました。最後の章では実際に治療を受けていただいた方々の施術後の声をさらにいくつかお伝えしたいと思います。体験した方の声が何よりの証となると思います。

まずはインプラントにして、セカンドステージを謳歌されている患者さん（六十三歳女性）のご紹介です。

虫歯で左上二本は抜歯していた風神さん、五十を過ぎたあたりから顔のバランス（左側が上がっている感じ）や歯周病が気になり、インプラントを考えたのですが、左上顎の骨がすでに無くなっているためインプラント治療は無理だと言われ、あきらめていたそうです。

そんな時、お友達から当院のことを聞き、相談にお見えになりました。

ＣＴで歯周病や骨の詳細を診ると治療は十分に可能でしたので、まずは歯周病を治してから造骨に取り掛かり、骨が定着した後インプラント手術を行いました。

大変喜ばれてなんとご主人もご紹介いただき、当院にて治療を受けていただきました。今ではご夫妻で充実した生活を送られています。その風神さんからのお便りです。

「今年も主人ともどもお世話になりました。ありがとうございました。おかげさまで以前より食事が楽しくいただけるようになり、感謝しております。　風神」（抜粋）

お二人での治療でご夫婦のＱＯＬ（生活の質）が上がったのであれば、担当医として二重の喜びです。

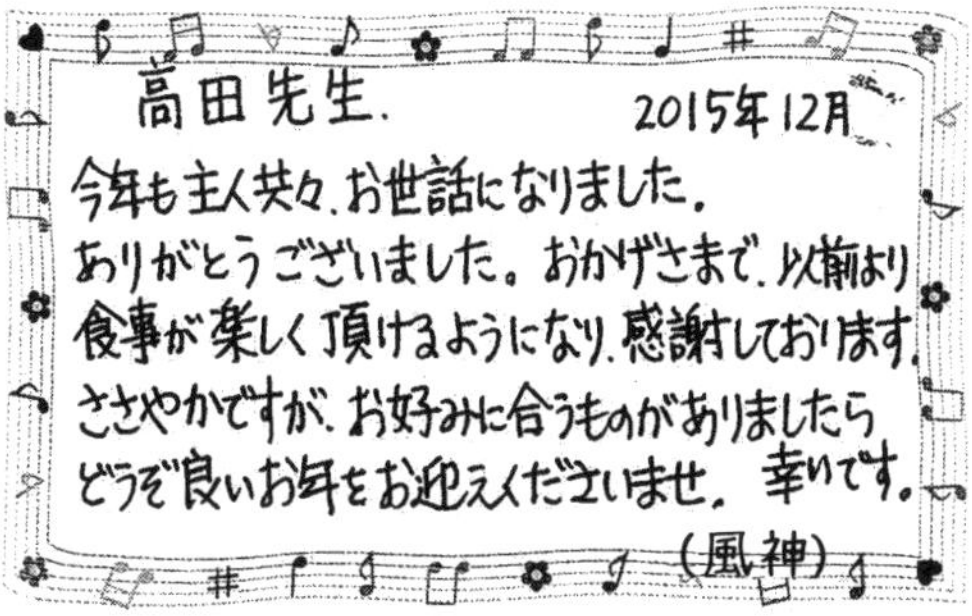
高田先生.　2015年12月
今年も主人共々.お世話になりました.
ありがとうございました。おかげさまで.以前より
食事が楽しく頂けるようになり.感謝しております.
ささやかですが.お好みに合うものがありましたら
どうぞ良いお年をお迎えくださいませ.　幸いです。
（風神）

患者様よりのお便り

仕事をしながらでも

営業畑でずっと働いてきたＴＡさん（五十六歳男性）。ブリッジの歯が動くようになり、口臭など仕事にも影響を及ぼし始めたので、インプラントは可能かとの相談で来院されました。

奥様が四年ほど前に当院でインプラントにされており、前から勧められていたのですが、歯のケアにはもともと無頓着な性分で、それでもできるのだろうかと心配されておりました。

診察すると、奥歯一本を手前の歯二本を支えとした延長ブリッジで治療されてましたが、二本とも中で虫歯が根まで進行しており、抜歯するしかない状態でした。神経が抜かれていたため、気が付くのが遅れてしまったのです。

ＣＴによる診断では骨の量は十分でしたので、インプラントを二本埋め、それに三連の歯を被せる治療計画を立て、３Ｄコンピューターシミュレーションを何度も繰り返したあとで、インプラントによる治療を行いました。結果約二ヶ月で治療はすべて終了。

「丁寧で詳しいご説明で、費用面などすべてに気を配られている先生の考えに感動しました」

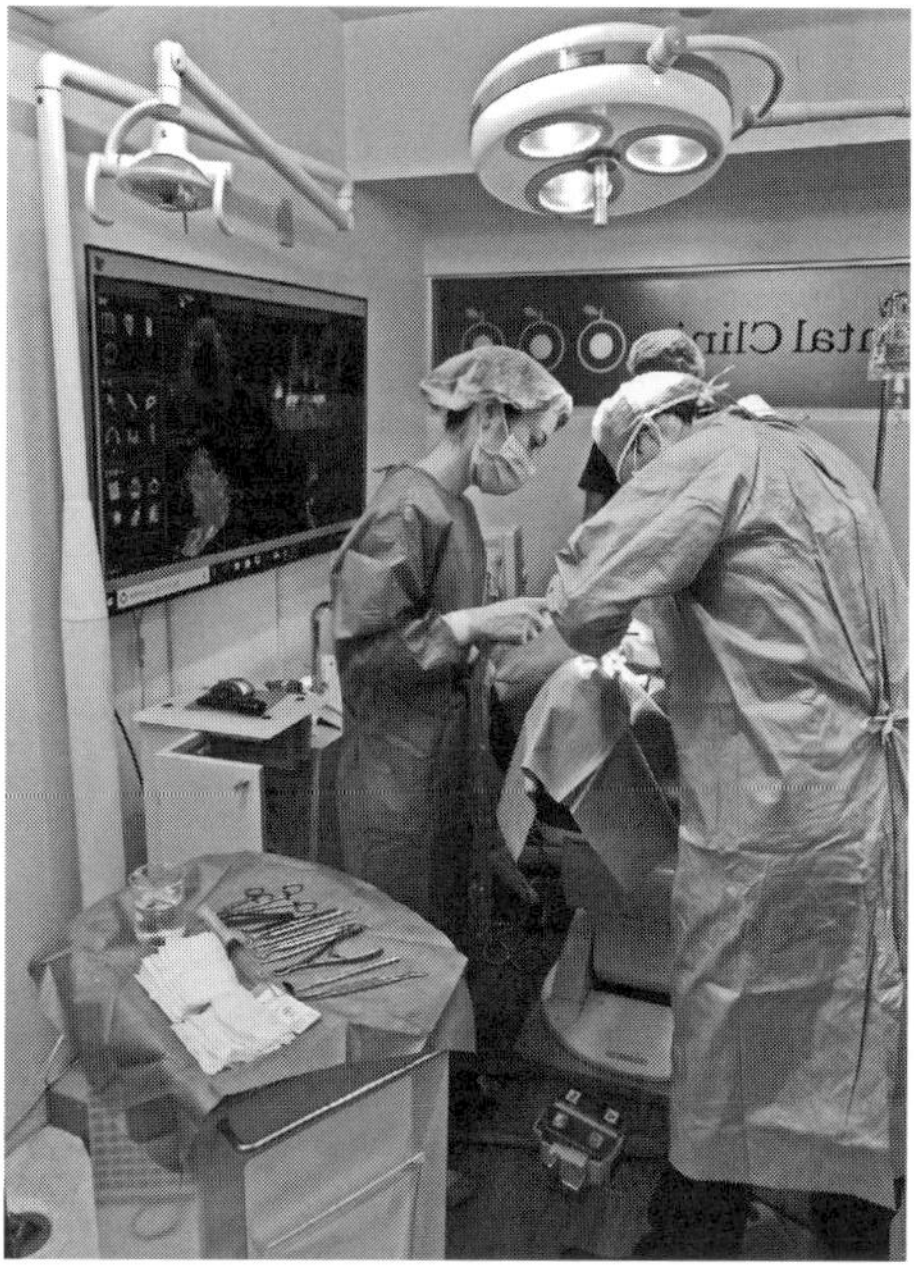

最新設備の揃った手術室

と大変喜ばれていました。やはりインプラント治療は患者さんとの信頼関係の構築こそが、成功への鍵とあらためて思い直す事案でした。

生活が積極的になり笑顔も一変

長い間、前歯がグラグラでうまく食事が摂れず前歯四本を二本のインプラントで治療された八十七歳のご婦人。

治療終了して二年、定期検診のたびにお元気になられ、「本当に何でも食べられるし、歯のコンプレックスもなくなりました。歯科医を探しまわったり、食事などで色々と苦労していたのが今や遠い昔のようです。こんなことならもっと早くインプラントにしておけばよかった」といつも笑顔です。ますます素敵になられています。

この方のようによい治療法に出会えなかったり、我慢して悪くなった歯を残している方も多いと思います。当院でも治療後はできる限り歯を残す努力をします。しかし限界を超えてまで歯を無理して残していると、毎日の食事が不便なだけでなく、口臭がしたり、あごの骨が溶け出したりと悪影響が出始めます。そうなる

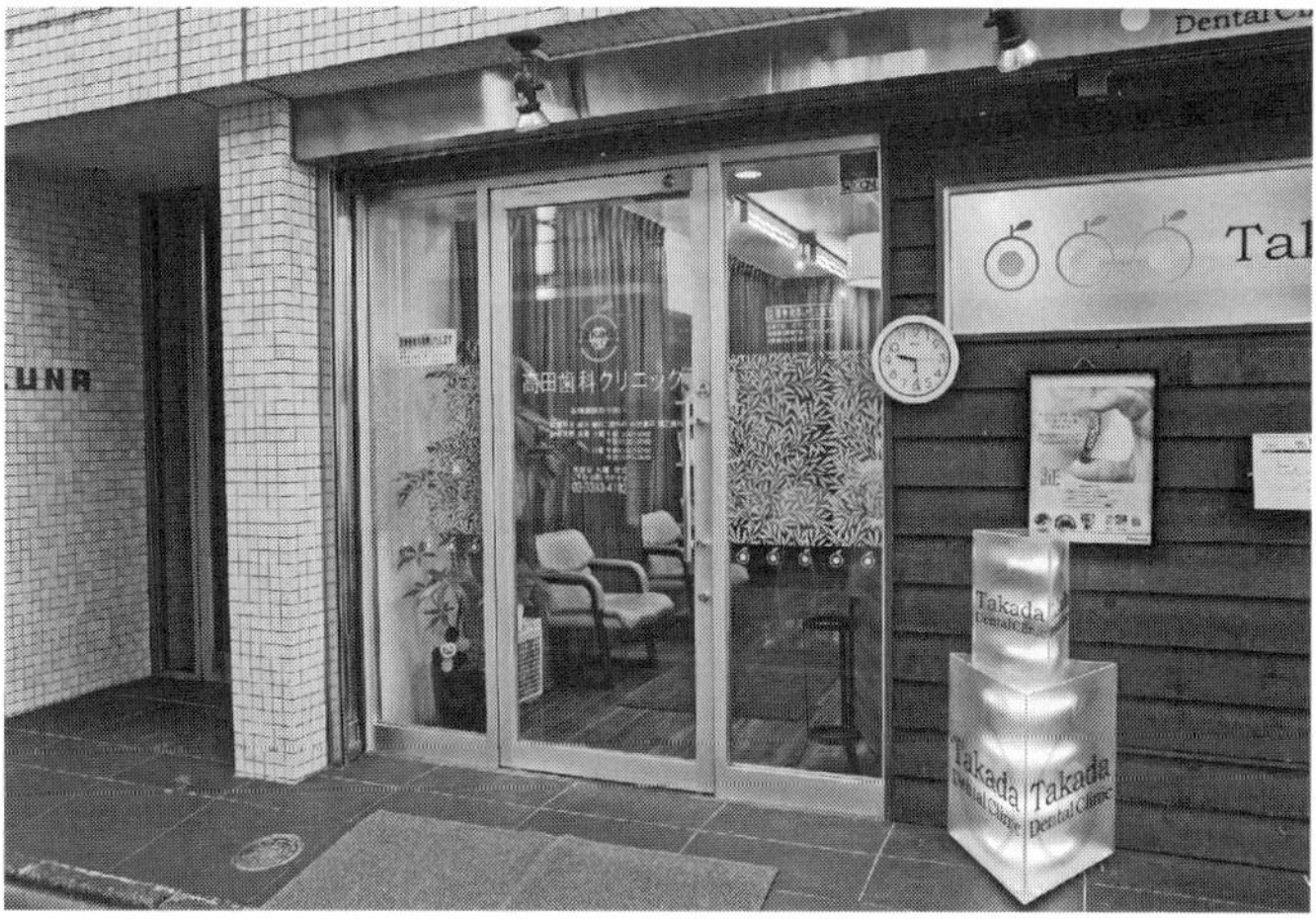

お気軽にご相談ください

前に次の段階に進むほうが口腔内環境的にも良いといえます。

抜歯後の補綴法が入れ歯かブリッジしかなかった頃は、健康な歯をそれらの土台とするため、土台となる歯の負担は大きく、年齢とともに次々に歯がダメになり、最終的には総入れ歯という負の連鎖となるのが一般的でした。

しかし、インプラント治療が普及した今日なら、グラグラになっている歯は早めに治療して、顎の中の不良肉芽や嚢胞をきれいにしてもらい、新しくインプラントを入れて再出発されてはいかがでしょうか。

肥満や美貌の衰えも防ぐ

最後に、インプラントのあまり知られていない側面についてお話ししたいと思います。

入れ歯が合わなくて何度も作り直しをされ、不便な思いをされておられるご婦人が来院されました。

上下に四本ずつのインプラントを入れて、残せる歯は残すように治療計画を立てました。入れ歯を長年使用してきたため歯茎が痩せ、老けて見えていた部分には、ガム（人工歯肉）を使用して歯茎部を復元することで若々しい顔貌を取り戻すことができました。以前は目立っていたほうれい線もあまり目立たなくなったそうです。

またもう一つの例では、前歯のブリッジが取れたので、インプラントにしたいと来院された六十七歳のご婦人がいました。全体の写真を診ると、右下のブリッジが噛める状態ではなかったため、患者様には、前歯を先にインプラントにするよりも、右下奥歯を噛める状態にして咬合高径（高さを決める）が決まってからのほうがバランスが良いことをご説明し、奥歯の治療から取り掛かりました。

前歯を先に治療すると奥歯の治療が終わった時点で、奥歯の噛み合わせを基準に前歯を再調整しなければならない上、奥歯の噛み合わせの高さが保てない影響で、口角に皺ができたりするのです。インプラント治療で咬合力が上がると、周りの筋力も回復し、お口周りなど自然に以前の若々しさがよみがえってきます。

もちろん、前歯はお口の印象を大きく左右するリップサポートの役割を果たしています。右下のインプラントも終了して、前歯部分を入れました。前歯にはこだわりをお持ちでしたので、外したブリッジの形を参照してバランスよく作りました。

このように、よく噛むことは咀嚼筋や表情筋を活性化させ、頬のたるみや、フェイスラインの崩れ、皺などの改善につながるのです。

咀嚼能力が衰えると、消化不良や便秘など消化管の負担はすぐにお肌の調子に現れます。また肥満を誘発し、脳の老化も早まります。ですから、高齢でもQOL（生活の質）を維持していくには、まずは噛む力の維持からですが、その大きな助けとなっているのがインプラントです。

美容と健康は本来セットで語られるべきものです。お口の健康が体全体にも影響するわけですから、まずはそこを見直し、適切な治療をしていくことは、ひいては美容効果のアップにもつながるということですね。

長生きしてインプラント生活を楽しみたい

当院に通いはじめたきっかけは、いくら歯磨きをがんばっても、何をしてもとにかく歯の状態が良くなることがなかったことだとおっしゃる田邊さん。ご兄弟全員が歯の状態が悪いので、これは遺伝なのか、とすら感じていたようです。

仕事で六年程荻窪に住んでおり、通りがかりに当院のことは知っていたご様子。その後今のお住まい昭島に引っ越されましたが、現在はそこから通われています。

インプラントをするにあたって、テレビでのお話や失敗事例などを見て、不安に思っていたそうですが、当院での症例を聞いて安心してインプラントをすることができた、と言っていただきました。

一次オペ後の説明でアザや痛みの可能性もあるとお伝えしていましたが、まったくそういったこともなく、下のインプラントのさいは、多少の違和感があったというものの、気にされるところまではいかず、順調に治療を進めていきました。

インプラントをして一番変わったところは、もちろんしっかり噛めること。食事をすること自体が楽しく、うれしいことになったといいます。もともと食べ物に関して好き嫌いはほとんどなく、バランスよく食べていたそうですが、やはりお肉が好き。インプラントをしてからしっかり噛めるようになり、アーモンドなどの硬いものも気にせずしっかり噛めるようになったと喜んでいただいております。

インプラントをする前はやわらかいものばかり食べていたため、あごのラインがすごくこけてしまったこともあったそう。今では写真のように健康的な笑顔で過ごしていらっしゃるようです。

それだけではなく、体調を崩すことも少なくなり、家族が風邪をひいてもうつらなくなったとのこと。やはり、食事をしっかり摂れるようになったことが大きいのでしょう。健康はお口からというのをまさに体現しておられる田邊さんです。

今は下のインプラントを進めており、完成を楽しみにしておられます。奥歯が入ることによって、歯にはさまることを気にせずにもっとしっかり食事ができる

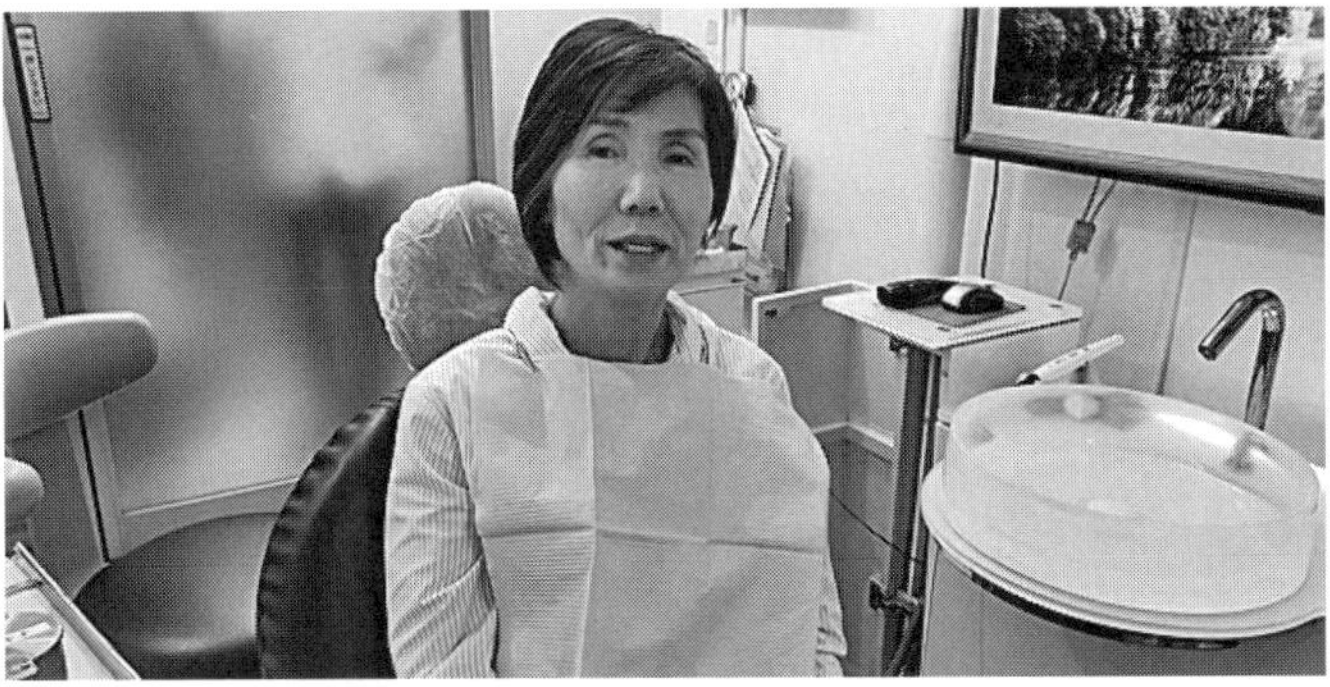

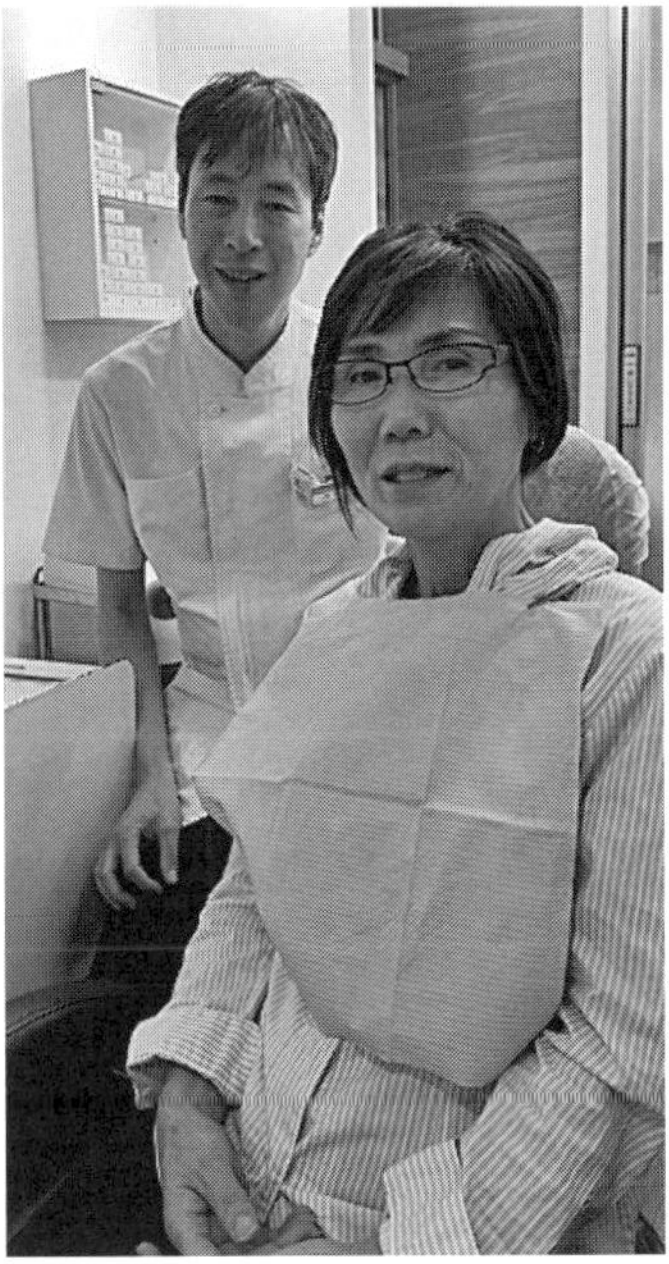

田邊さんもインプラントで若々しく

ようになります。

「インプラントは高額ですが、自分の歯の状態から考えて選んでよかったと思います。車よりインプラントのほうがメンテナンスをすれば長持ちすると感じました。これからも長生きしてインプラント生活を楽しみたい」

そう明るくおっしゃる田邊さん。健康と笑顔を取り戻されたご様子で、こちらまで笑顔になってしまいます。

これからも、皆さんの笑顔と健康のために、またそれを取り戻していただくために、ここ荻窪で日々がんばっていこうと思います。

歯科医療の歴史とインプラント

＊　＊　＊　＊　＊

日本の歯科医療は明治、大正と遅ればせながら欧米の臨床に学び、上昇線をたどりました。

明治三十二年には東京歯科医学校（現・東京医科歯科大の前身）が設立されます。

しかし昭和五年になると統制経済へと突入し、歯科臨床は一気に逆戻りします。

その近代化の基礎は皮肉にも敗戦後の占領軍による学制改革によってなされました。

昭和二十六年には医学部同様の六年制の新制大学として東京医科歯科大が誕生し、翌年までに東京・日本・大阪・九州の各歯科大学、日本大学・大阪大学（国立）の各歯学部がスタートします。しかしまだ歯科医不足で「三時間待ちの三分診療」と揶揄されました。それで大学新設ラッシュが起こります。昭和三十二年の愛知学院大歯学部を皮切りに、昭和五十四年には現在の二十九の大学歯学部が勢ぞろいするわけです。

戦後日本の復興期にがんばれがんばれ、でやってこられた団塊世代の方々には、痛くなって我慢できなくなり、抜いてしまう、削って何かをつめるとか入れ歯にするとか、そんな治療が当たり前の時代でした。そこに新たな歯の治療法としてインプラント（人工歯根）が台頭してきたことがなんといっても一番でしょう。それまでの入れ歯やブリッジは支えとなる歯に負担を強いる方法でしたが、これは歯根の代わりに人口の根を入れて、まるで新しい歯が生えてきたかのように何でも美味しく食べることができる方法です。

この治療法は古くからありましたが、スウェーデンのブローネマルク教授により、骨と相性よく結合する金属チタンが発見され大きく前進します。ＮＨＫのラジオドラマ『君の名は』の放送が始まった昭和二十七年のことです。スウェーデンでは昭和四十年から歯科医療に臨床応用されるようになります。それが歯科医療界に大きな波紋を広げたのは、昭和五十七年のトロント会議で予後十五年の症例が報告されてからです。以来北米を中心にインプラントの普及がはじまりますが、日本には昭和が終わる頃にようやく上陸してきます。

そんな中、歯科医療に大きな変革をもたらしたのが昭和三十九年の海外旅行の自由化です。東京オリンピックが開催され、二年後にはＧＮＰが世界第二位になるという高度成長期の真っ只中です。インプラント治療が臨床応用され始めるのもこの頃で、それが歯科医療界に大きな波紋を広げるようになります。旅行の自由化によって多くの歯科医が海を渡り、インプラントなどの新技術が持ち込まれたことが大きいのです。しかし、欧米の高いレベルと現実の医療制度のギャップを埋めるため、きわめて急こう配な成長を余儀なくされることになります。

その後、インプラントは従来デメリットであった骨に定着するまでの時間の長さや、高齢者の方への外科的負担などは、目覚ましい技術革新で克服されました。スイスのストローマンであれば、骨への定着が一ヶ月から一ヶ月半くらいです。お時間の取れない方であればイミディエイトといわれる即日に歯を入れる方法があります。高齢者の方にはオールオン４という少ないインプラントで全部の歯を支える方法もあります。

健康寿命も年々延び、定年後のＱＯＬを夫婦共々高めていきたいと考える近年のニーズにもマッチしたものといえましょう。

インプラントを選ぶ基準ですが、自分の体の一部になるものですから、臨床実績が一番重視されなければいけません。四十五年も経過しているブローネマルク（スウェーデン）と三十六年のキャリアを積んだスイスのストローマンは、長い歴史と実績を誇る一流のメーカーではないでしょうか。その伝統あるメーカーのインプラントを使用して、長年激動の時代を生きてこられた団塊世代の方々にふさわしい最高のものを提供し、しっかりと噛む喜びを実感していただければと思います。

時代は移れども、噛むことは健康な生活を営む上で最も大切なこと。全身の健康はお口からといっても過言ではありません。インプラントをなさった患者さんは、その噛める喜びを口々に伝えていきました。インターネットの普及も追い風となりました。

こうやって見てくると、今の患者さんは大変恵まれていると思います。先達が開発した技術を様々な研究者、歯科医が発展させ、最先端の素材を正しい技術で手術することができるようになったわけですから。インプラントを通じてより充実した毎日を送っていただけるように、これからもお手伝いさせていただきたいと思います。

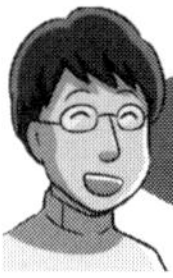

教えて!! 高田先生のQ＆A 7

Q 何本入れればいいかの基準はありますか？

A あります。ただ最新のインプラントは強度、定着が良いため日本人のように顎が小さい場合は、より少ないインプラントでの治療が可能になります。直径・長さ・骨質によってかわりますので、一度ご相談ください。当院ではポンティック（ダミー）の部分の料金がかからないので、純粋にインプラントの本数×値段になります。そのため、総額が低くなります。

Q 1回法と2回法があると聞いたのですが……。

A インプラントは、一次手術と二次手術があります。1回法は一次手術だけになり、2回目の手術が必要ありません。症例（骨質など）によって使い分けます。どちらにしても大きな違いはありません。

Q 前歯部は難しいと聞いたのですが……。

A まったくそんなことはありません。

ちゃんとした知識のある歯科医師であれば、骨のインプラントのポジションのことは当たり前のように知っています。ただ薄い骨の部分は、歯科医師の技量が求められます。

当クリニックは、熟練度合いが高いので、安心してください。

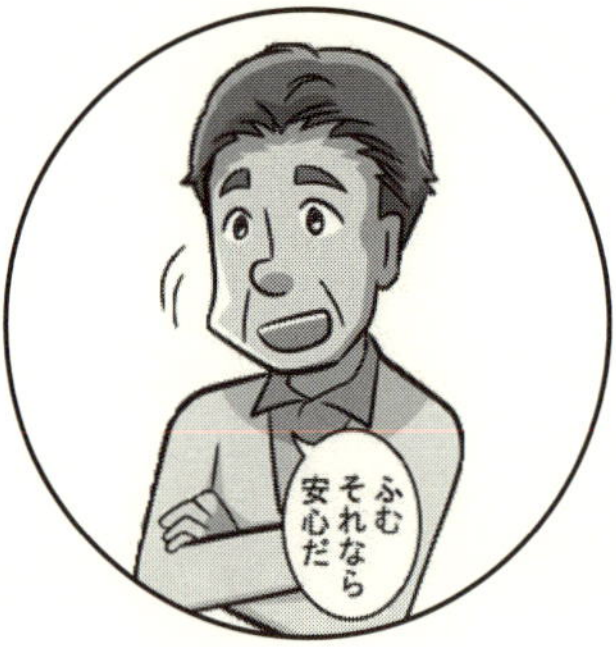

あとがき

当院で施術をしていただいた方々の症例を中心に、インプラントについてわかりやすく述べてまいりましたが、いかがでしたでしょうか。

最近日常の診療をしていて思うことはご年配の方だけでなく、若い方にもシフトしてきているということです。インプラントが広く認知され、市民権をもってきたこと、その良さが年齢層を超えて伝わってきているのが感じられ、うれしく思うとともに、これからも多くの方にお役に立てるようがんばろうと身の引き締まる思いです。

さらに普及が進めば、今後はインプラントをすでに入れた方のメンテナンスや修理の時代と言えるでしょう。そのためには、古いインプラントをよみがえらせる技術とともに、日進月歩の新たな技術を取り入れ、より快適で健康な毎日を過ごしていただけるよう、私たちにできることはまだまだたくさんあると思います。

現在の段階で、インプラントが普及してきた三十年間を見ても、代わりになる治療法は出てきませんでした。これから三十年は、まだ再生治療は臨床にあがってくることはないと思われます。それだけすぐれた治療法なのです。

この本を読んで、皆さんに少しでもその良さと、知識の一端が伝われば、これに勝る幸いはありません。

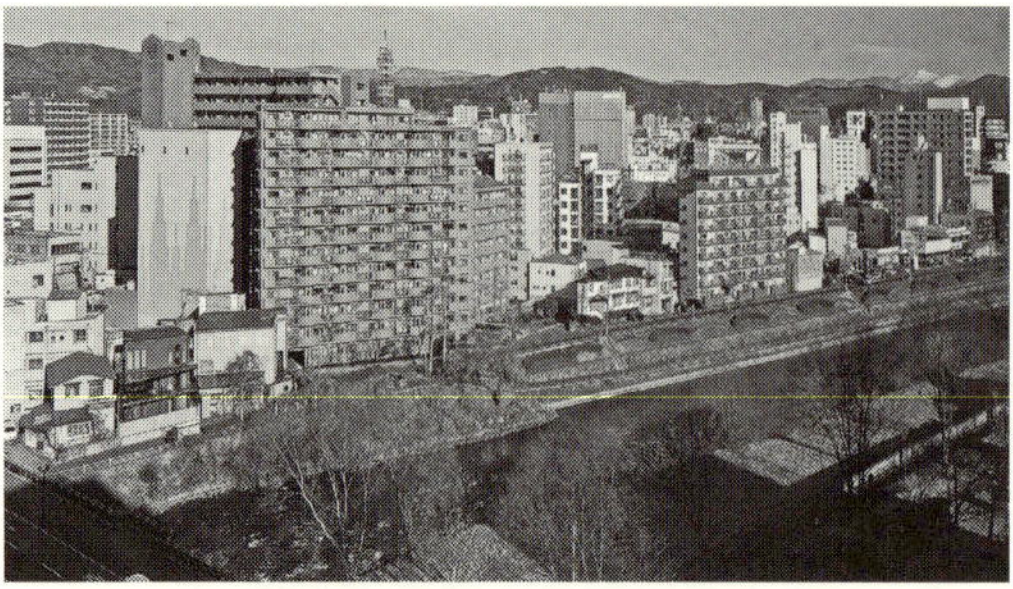
盛岡市内を流れる北上川

先日十八年ぶりに母校の岩手医科大学のバドミントン部の送別会で、学生に話をする機会がありました。バドミントンの集中力と、六年間の継続性は臨床に必ず役立つという話をしました。十八年ぶりの盛岡は、私の中では学生の時と変わりはなく、昔の思い出とともに初心に帰ることができました。

前日、卒業式を終えたばかりの六年生は、東日本大震災を高校生の時に経験した世代でした。その中の一人は卒業後は仙台で経験を積み、釜石の方々の健康に寄与すると夢を語っていました。
震災から八年、歯学部、医学部、薬学部、それぞれの立場で将来を思い描いている姿を見て、私も今後自分の経験を若い人に伝えていかなければならないと考えました。

これからも、ここ荻窪の地でインプラントを普及させ、多くのインプラント難民を救っていきたい。今回はその全てに言及することはできませんでしたが、インプラントの正しい知識を多くの方に持っていただけるよう、日々の患者さんとのやりとり、治療の一つ一つに丁寧に取り組んでいこうと思います。

本作を上梓するにあたり、当院のスタッフや関係者の皆さんなど多くの方のご協力をいただきました。あらためて感謝いたします。

著者

〔著者紹介〕

高田 徹（たかだ とおる）

1974年8月22日　福岡県北九州市生まれ
山口県で幼少期を過ごし、熊本マリスト学園高等学校卒
岩手医科大学歯学部卒業
卒業後、同校麻酔科、インプラントクリニックで研鑽
現在、東京都杉並区荻窪の医療法人社団タカダ会理事長
インプラントの治療と啓蒙活動に従事している

インプラントで食事を喜びに

2019年4月20日　第1刷発行

著　者　高田　徹
発行者　宮下玄覇
発行所　MPミヤオビパブリッシング
〒160-0008
東京都新宿区四谷三栄町8-7 地下1階
電話(03)3355-5555
発売元　株式会社宮帯出版社
〒602-8157
京都市上京区小山町908-27
電話(075)366-6600
http://www.miyaobi.com/publishing/
振替口座 00960-7-279886
印刷所　モリモト印刷株式会社

ISBN978-4-8016-0202-1 C0047